Elisabeth Haich und Selvarajan Yesudian

Yoga für jeden Tag

Elisabeth Haich
Selvarajan Yesudian

YOGA

für jeden Tag

Aquamarin Verlag

3. Auflage 2026

Voglherd 1 • D-85567 Grafing
www.aquamarin-verlag.de
Kontakt: kontakt@ aquamarin-verlag.de

Umschlaggestaltung unter Verwendung
von Logo spa, yoga and relax © puckillustrations #27832771/Fotolia.com
Annette Wagner

Druck: C. H. Beck • Nördlingen

ISBN 978-3-89427-587-7

Inhalt

Yoga ist keine Religion, sondern die herauskristallisierte Wahrheit.

E. Haich

Ein Mensch, dem nicht an jedem Tag eine Stunde gehört, ist kein Mensch.

Mosche Löb von Sasow

Einleitung

Wie das Licht der Sonne aus sieben Farben besteht und sich in diese sieben Farben auflöst, so besteht auch die schöpferische Urkraft Gottes aus sieben schöpferischen Prinzipien, die zusammen, aber auch voneinander getrennt, im Universum als aufbauende, aber auch zerstörende Kräfte wirken. Alles, was existiert, wurde und wird von diesen Kräften geschaffen, ob das Sonne, Planet, Pflanze, Tier oder Mensch ist. Da diese Kräfte auch die Planeten aufgebaut haben und in und aus diesen wirken, haben die Menschen diese Kräfte nach den Planeten benannt, und zwar jede Kraft nach jenem Planeten, in und aus welchem sie am stärksten wirkt und ihn charakterisiert. So nennen wir auch heute noch die Kraft, die zum Beispiel in der Sonne am stärksten wirkt und ihre Schwingungen charakterisiert – Sonnenkraft. Die Energieausstrahlung des Mondes nennen wir Mondkraft und so weiter; also jede nach der von ihr charakterisierten Planetenausstrahlung.

Diese sieben schöpferischen Prinzipien wirken zusammen, aber auch voneinander getrennt, nicht nur im Weltraum, sondern auch in der Zeit. Seit uralten Zeiten haben die Menschen bemerkt, dass die Schwingungen, die in der Atmosphäre der Erde wirken, nicht immer die gleichen sind. Sie haben entdeckt, dass die wirkenden Energien in gewissen Zeiten, in gewissem Rhythmus, sich periodisch abwechseln. Diese Abwechslungen waren so auffallend und bemerkbar, dass die Menschen die Zeit nach diesen sich abwechselnden und rhythmisch wiederholenden Zeitperioden eingeteilt und benannt haben. Da es sieben schöpferische Urkräfte gibt, beruht die Einteilung der sich rhythmisch wiederholenden Zeitperioden auch auf der Zahl Sieben. Da die Menschen die schöpferischen Prinzipien nach den Planeten benannt haben, nannten sie auch die sieben aufeinanderfolgenden Tage nach den Planeten. So ist der Tag, an dem die Schwingungen der Sonne am stärksten wirken, der Sonntag geworden. Der Tag des Mondes wurde der Montag, und so sind alle Namen der Tage der Woche nach den verschiedenen Planeten benannt. So ist die Woche entstanden.

In der deutschen Sprache wurden die Tage nicht nach den römisch-mythologischen Göttern, die die sieben Urkräfte symbolisieren, benannt, sondern nach den teutonisch-mythologischen Göttern. Dennoch sind sie dem Sinne der Namen nach dieselben. Sonntag wurde nach der Sonne, Montag nach dem Mond, Dienstag nach dem Gott Thingsus, der mit dem römischen Kriegsgott Mars identisch ist, Mittwoch nach der Mitte der Woche, Donnerstag nach dem Gott Donar, der mit dem römischen Gott Jupiter identisch ist, Freitag nach der Göttin Freia, die mit der römischen Göttin Venus identisch ist, und Samstag nach dem jüdischen Sabbat benannt.

Die indische Philosophie nennt diese in der Atmosphäre der Erde geheim wirkenden Naturkräfte Tattwas. Die Inder stellen ihr ganzes Leben auf diese Kräfte – auf die *Tattwas* – ein. Sie versuchen alle bedeutenden Geschehnisse ihres Lebens mit den Tattwas in Einklang zu bringen. Sie gehen sogar so weit, dass sie, da sie wissen, dass auch in den verschiedenen Teilen des Tages – am Morgen, am Mittag, am Abend und in der Nacht – einander abwechselnde, verschiedene Tattwas wirken, ihre Tageseinteilung danach richten. Das sind natürlich bedeutend schwächere Wirkungen als die Wirkungen des am ganzen Tag wirkenden Haupttattwas.

Ein Inder würde sich nie für eine wichtige Unternehmung entschließen, wenn die an diesem Tag wirkenden Tattwas ungünstig sind, sollte es eine Eheschließung, eine Geschäftsgründung, eine Reise oder was auch immer sein. Er weiß, dass diese Unternehmung ohnehin nicht gelingen könnte. Oft hört man in Indien von Geschäftsleuten aus dem Westen, dass sie nicht verstehen können, warum die Inder manchmal den Zeitpunkt von eiligen geschäftlichen Besprechungen, das Unterschreiben wichtiger, sehr eiliger Verträge, Warenlieferungen oder Ähnlichem hinausschieben. Die Inder wissen warum! Sie haben untersucht, welche Tattwas an diesen Tagen wirken, und wenn die Tattwas mit den Angelegenheiten nicht in Einklang stehen, verschieben sie die Termine der endgültigen Erledigungen auf die Zeit, in welcher die richtigen, zu den Angelegenheiten passenden Tattwas wirken.

An jedem Tag der Woche wirkt also eine andere schöpferische Energie. Die Natur und mit ihr alle Lebewesen, seien es Pflanzen, Tiere oder Menschen, befinden sich in diesen Schwingungen, sie baden und schwimmen in jener Kraft, die in der Natur an jenem Tag wirkt.

Die Pflanzen und Tiere gehorchen diesen Schwingungen automatisch. In gewissem Sinne tun es auch die Menschen. Sie haben sich aber durch die Wirkung ihres Verstandes sehr stark von der Natur und ihrem Rhythmus entfernt. Sie gehen zum Beispiel nicht mehr mit dem Sonnenuntergang schlafen, wie die Tiere. Sie handeln nicht mehr nach ihren Instinkten, sondern sie haben ihr ganzes Leben und ihren Lebensrhythmus nach der Einsicht ihres Verstandes eingerichtet. So löste sich die Menschheit allmählich in immer größerem Maße von der Natur und damit auch von den Naturkräften. Sehr oft wirken diese sogar gegen sie. Kein Wunder, dass die Menschen, welche die Naturkräfte nicht mehr kennen und nicht mehr beherrschen, infolgedessen seelische und körperliche Erkrankungen erleiden müssen.

Alle großen Lehrer der Menschheit haben darauf hingewiesen, dass der Mensch die Fähigkeit besitzt, über die schöpferischen Kräfte zu verfügen und sie zu lenken. Der Mensch aber hat vergessen, dass er über diese Fähigkeit verfügt. So muss er durch Leiden lernen, sich wieder mit diesen Kräften in Verbindung zu setzen, um sie beherrschen und lenken zu können. Ein wichtiger Schritt dazu ist es, die Schwingungen der Kräfte, die an den verschiedenen Wochentagen wirken, zu erkennen und sich auf sie bewusst einzustellen. Ein wesentliches Hilfsmittel dazu sind die Namen der verschiedenen Tage, denn sie zeigen uns, an welchem Tag wir die diesem Tag entsprechende Energie kennenlernen können.

Wie können wir uns aber auf die verschiedenen schöpferischen Schwingungen einstellen? Wie können wir sie uns aneignen – und sie beherrschen?

Die große Versucherin, die Schlange – der Verstand –, hat uns aus dem paradiesischen Urzustand herausgelockt, so muss sie uns auch helfen, auf dem mühseligen und engen Pfad zu wandern, der uns in das Paradies zurückführt. Wir sind aus dem himmlischen Urzustand unbewusst herausgefallen, jetzt müssen wir mit vollem Bewusstsein zurückkehren, um den Urzustand erobern und auch behalten zu können.

Diesen Weg aus dem Unbewussten in das göttliche Selbstbewusstsein nennen wir Yoga.

Eine sehr nützliche geistige Yoga-Übung, um diesen Zweck zu erreichen, besteht darin, dass wir uns auf die Schwingungen des Tages mit Hilfe von Konzentration auf bestimmte Gedanken einstellen. Die Gedanken müssen so ausgewählt sein, dass sie in uns die dem Tag entsprechende Energie erwecken.

In diesem kleinen Buch haben wir einige Gedanken, die geeignet sind, diese Aufgabe zu erfüllen, nach sorgfähiger Auswahl gesammelt, um Beispiele zu geben, wie man sich an jedem Tag der Woche mithilfe eines Gedankens auf die Schwingungen des Tages einstellen kann.

Schlagen wir zum Beispiel an einem Sonntag die Seiten auf, auf welchen die zu diesem Tag geeigneten Gedanken zu finden sind, und wählen wir einen Satz als Konzentrationsinhalt. Denken wir diesen Satz gründlich durch. Versuchen wir, diesen Gedanken vollkommen richtig zu verstehen. Denken wir tiefer und tiefer über ihn nach. Versuchen wir, den tiefsten Sinn dieses Gedankens herauszufinden und meditieren wir darüber. Eignen wir uns mit innerer Einsicht die darin enthaltene Weisheit an und identifizieren wir uns mit ihr. Wir werden bemerken, dass wir den Satz, auf den wir uns konzentrieren, zuerst ganz anders aufgefasst haben als nachher, im Zustand der vertieften Konzentration. Wir wurden langsam identisch mit ihm, das heißt, wir haben die geistigen Schwingungen, die in dem Satz verborgen lagen, in uns erweckt und sie uns angeeignet. Damit haben wir unser Ziel erreicht: Wir haben die Schwingungen des Tages kennengelernt und uns auf sie eingestellt.

Diese geistige Yoga-Übung machen wir jeden Tag. Am Montag mit den für diesen Tag angegebenen Sätzen, am Dienstag mit den für Dienstag angegebenen, und so weiter. An jedem Tag konzentrieren wir uns auf einen der dafür angegebenen Sätze. Sie werden uns zu immer neuen Wahrheiten und Weisheiten führen, die aber immer in ihnen verborgen waren, nur waren wir uns dessen nicht bewusst.

Mit dieser Yoga-Übung werden wir uns auf die Schwingungen des Tages einstellen können, und wenn wir jeden Tag üben, werden wir so weit kommen, dass wir die verschiedenen Schwingungen, die in den Sätzen verborgen liegen, sofort erkennen. Dann steht uns der Weg frei, die schöpferischen Kraftschwingungen – die Tattwas – in der Atmosphäre der Erde auch ohne Hilfe der Sätze zu erkennen und uns bewusst auf sie einzustellen. Wir brauchen Geduld dazu und Ausdauer, aber wer den Kampf gegen Unwissenheit nicht aufgibt, der wird das Ziel, über die Urkräfte der Schöpfung Herrscher zu werden, erreichen. Die Möglichkeit dazu wurde dem Menschen bei seiner Schöpfung mitgegeben!

Elisabeth Haich

Sonntag

Sonnenkraft

Sonnenkraft ist die Kraft des göttlichen Selbst. Wie die Sonne der Mittelpunkt, das Leben spendende Licht und der Herrscher im Sonnensystem ist und ihren Glanz ungehindert in jede Richtung strahlt, so wirkt die Sonnenkraft auch in ihrer Offenbarung als geistiges Licht, als absolute Wahrheit, Selbstbewusstsein, Selbstvertrauen, Selbstsicherheit, richtiges Herrschenkönnen – aber auch Tyrannei –, Freiheitsliebe und strahlende Gesundheit.

Der Weg aus der Unbewusstheit in das göttliche Selbstbewusstsein, das ist Yoga.
Der Weg aus dem Sklaventum in die Freiheit, das ist Yoga.
Der Weg von der Isoliertheit in die Einheit, das ist Yoga.

E. Haich

Selbstvertrauen ist der Grundstein des Lebens. Entferne es und das Leben zerfällt.

Yesudian

Ich stehe für die Wahrheit. Die Wahrheit wird sich nie mit Falschheit mischen. Und wenn auch die ganze Welt gegen mich ist, muss schließlich die Wahrheit siegen.

Vivekananda

Bringe Licht, und das Übel verschwindet in einem Augenblick. Baue deinen Charakter auf, und offenbare deine wahre Natur, die strahlende, die glänzende, die ewig reine, und erwecke sie in jedem, dem du begegnest.

Vivekananda

Ich wünschte, wir alle kämen in einen solchen Zustand, dass wir sogar in den schlechtesten menschlichen Wesen das wahre Selbst im Inneren sehen könnten und, anstatt sie zu verdammen, sagen könnten: »Erhebe dich, du Strahlender, erhebe dich, du ewig Reiner, erhebe dich, du, der weder Geburt noch Tod kennt, erhebe dich, Allmächtiger, und offenbare deine wahre Natur!«

Vivekananda

Mache dir zu eigen alle Erfahrungen, die das Leben dir bietet. Ohne eigene Erfahrungen wirst du die Wahrheit nicht erkennen.

Yesudian

Es bildet ein Talent sich in der Stille, sich ein Charakter in dem Strom der Welt.

Goethe

Es gibt keine bösen, nur unwissende Menschen! In der Gegenwart eines wahren Menschen fällt die Maske des Falschen herunter.

Ramakrishna

Solange wir alles nur von unserem eigenen Standpunkt aus betrachten, werden wir die Wahrheit nie erkennen.

Brunton

Sage: Ich bin Ich! Und wie du es sagst, fühle auch in deinem kleinen Ich des großen Iches Hauch.

Rückert

Je mehr du deinen Körper belebst, desto bewusster wirst du in deinem Selbst.

Yesudian

Wenn wir den Geist nach innen wenden, erlangen wir Unterscheidungsvermögen. Durch Unterscheidungsvermögen finden wir zur Wahrheit.

Ramakrishna

Nur die im Geiste Beschränkten unterscheiden: »Dies ist mein Freund, und dies ist mein Feind.« Der geistig Freie liebt sie alle, wie die Sonne auf edle Pflanzen und auf Unkraut ohne Ausnahme scheint.

Lama von Saskya

Das Licht deines wahren Wesens strahlt von deinem Mittelpunkt und erleuchtet den ganzen Körper, so, wie die Sonne die ganze Welt beleuchtet aus dem Mittelpunkt des Sonnensystems.

Maharishi

Der Mensch schreitet nicht vom Irrtum zur Wahrheit, sondern von Wahrheit zu Wahrheit, von einer niedrigeren zu höherer Wahrheit.

Vivekananda

Die Nacht ist vorgerückt, der Tag aber nahe herbeigekommen: so lasset uns ablegen die Werke der Finsternis und anlegen die Waffen des Lichtes. **Röm 13,12**

Alles, was dich körperlich, verstandesmäßig und geistig schwächt, wirkt als Gift. Es ist kein Leben darin, es kann nicht wahr sein. Die Wahrheit wirkt stärkend, die Wahrheit ist Reinheit, die Wahrheit ist reine Erkenntnis.

Vivekananda

Du, Sonne, die du die Wahrheit mit deiner goldenen Scheibe verdecktest, nimm hinweg den Schleier, auf dass ich die Wahrheit sehe, die in dir ist; ich habe die Wahrheit erkannt, die in dir ist; ich habe den wahren Sinn deiner Strahlen und deiner Herrlichkeit erkannt und habe das gesehen, was in dir scheint. Die Wahrheit in dir sehe ich, und was in dir ist, ist in mir, und Ich Bin Das!

Upanishaden

Glücklich bist du! Du wirst dein Ziel erreichen. Dein Geschlecht ist gesegnet in dir, denn du strebst danach, der Ewige zu werden, indem du dich aus den Banden des Irrtums befreist.

Shankara

Du kannst nicht an Gott glauben, wenn du nicht an dich selbst glaubst.

Vivekananda

Vergiss nie, dass der Geist in dir der König ist. Du bist Geist, also verhalte dich wie ein König.

Yesudian

Das erhabene Ideal des Allmächtigen, das wir vor Augen haben, beweist, dass wir dieselbe Erhabenheit in uns tragen. Wir werden sie eines Tages verwirklichen.

Yesudian

Wir wissen wohl, was wir sind, aber nicht, was wir werden können.

Shakespeare

Die Sonne bestrahlt nicht nur den Berggipfel, sondern auch das Tal. Ebenso leuchtet im Leben der geistige Mensch, sein Auge sieht alles, von Gott bis herunter zur Kreatur.

Yesudian

Wenn die Wahrheit auf deiner Seite ist, bleibt kein Platz mehr für Furcht.

Yesudian

Es gibt auf Erden keine absolute Wahrheit, nur Teilwahrheiten. Erst wenn wir alle Teilwahrheiten erkannt haben, finden wir die absolute Wahrheit, auf der geistigen Ebene, in uns.

E. Haich

Hänge nicht am alten Aberglauben. Sei stets neuen Wahrheiten geöffnet.

Vivekananda

Freiheit und höchste Liebe müssen vereinigt sein; dann kann keine zur Fessel werden.

Vivekananda

Eine einfache Wahrheit zu ertragen, erfordert oft Riesenkräfte, denn Wahrheit wiegt mehr als irgendetwas in dieser Welt.

Yesudian

Kein Wort der Wahrheit kann je verlorengehen. Es mag jahrhundertelang unter Unrat verborgen sein, aber früher oder später wird es sich zeigen. Die Wahrheit ist unzerstörbar. Die Tugend ist unzerstörbar. Die Reinheit ist unzerstörbar.

Vivekananda

Alles kann für die Wahrheit geopfert werden, aber für nichts kann die Wahrheit geopfert werden!

Vivekananda

Wahrheit kennt keinen Kompromiss. Lehre Wahrheit und entschuldige nimmer Aberglauben. Ziehe niemals Wahrheit auf die Ebene des Zuhörers herab.

Vivekananda

Besser als die Wahrheit zu kennen, ist die Wahrheit zu lieben.

Konfuzius

Bei dir ist die Quelle des Lebens, und in deinem Licht sehen wir das Licht.

Psalm 36,10

Die wahre Natur des Menschen ist Vollkommenheit. Deren bewusster Ausdruck ist vollkommene Gesundheit von Geist und Körper. Dies ist Glückseligkeit.

Yesudian

Ich muss das Höchste offenbaren! Mit weniger kann ich nicht zufrieden sein.

Yesudian

Wisset ihr nicht, dass ihr Gottes Tempel seid und der Geist Gottes in euch wohnt?

1Kor 3,16

Steh auf! Erwache! Was machst du? Wenn der Körper vergeht, soll er in Arbeit vergehen. Das Göttliche in dir und anderen zu erwecken, ist das Ziel.

Vivekananda

Wenn du glaubst, ein Körper zu sein, bist du vom Weltall getrennt. Wenn du glaubst, ein Geist zu sein, bist du ein Funke des ewigen Feuers. Wenn du glaubst, das göttliche Selbst zu sein, bist du alles.

Vivekananda

Gold bleibt Gold, ob es in den Graben fällt oder auf dem heiligsten Altar niedergelegt wird. Stets bleibt es unverändert. So ist auch der Mensch, in welchem der Geist, wie die Sonne am Mittag, wach ist. Nichts in dieser Welt kann ihn beflecken, auch wenn er sich unter die »Zöllner und Sünder« mischt.

Yesudian

Bei jedem Schritt sei schöpferisch und wachse! Der Tod ist die Schöpfung eines sterbenden Gemüts. Das Leben ist die Schöpfung eines lebendigen Gemüts.

Yesudian

Wer Gott erkannt hat, streift alle Fesseln von sich, und mit den entschwundenen Leiden streift er Geburt und Tod ab.

Upanishaden

Vollkommenheit braucht nicht erreicht zu werden, denn sie ist schon in uns. Unsterblichkeit und Glückseligkeit brauchen nicht erworben zu werden, denn wir haben sie schon. Sie sind allezeit unser gewesen.

Vivekananda

Wenn du gebunden bist, wirst du gebunden bleiben. Wenn du es auszusprechen wagst, dass du frei bist, bist du im gleichen Augenblick frei.

Vivekananda

Jeder Geist ist seinem Wesen und Vermögen nach göttlich!

Vivekananda

Viel Rettungsmittel bietest du! Was heißt's? Die beste Rettung: Gegenwart des Geists!

Goethe

Bist du in der Wahrheit fest verankert, so wirst du selbst im Traum nie die Unwahrheit sagen. Du wirst in Gedanken, Wort und Tat wahrhaftig sein.

Ramakrishna

Solange du nicht bereit bist, dich in jeder Minute zu wandeln, kannst du niemals die Wahrheit erkennen. Aber du musst standhalten und ausharren im Forschen nach Wahrheit.

Vivekananda

Alles, was du sagst, wird die Wahrheit sein. Du kannst zu einem Menschen sagen: »Sei gesegnet!«, und er wird gesegnet sein.

Wenn ein Mensch krank ist und du ihm sagst: »Sei gesund!« – so wird er gesund sein.

Vivekananda

Dienst du der Wahrheit während vieler Jahre, ohne von ihr abzuweichen, werden die Menschen von allem, was du sagst, überzeugt sein. So wirst du den Massen den größten Segen schenken, sie von ihren Fesseln befreien und die ganze Nation erheben.

Vivekananda

Bringt viel Licht in die Welt! Licht bringt Licht! Licht soll auf jeden Einzelnen strahlen! Die Aufgabe ist nicht beendet, bis nicht jeder zum Schöpfer gelangt ist. Bringt Licht den Armen, und bringt noch mehr Licht den Reichen, denn sie brauchen es mehr als die Armen. Bringt Licht den Ungelehrten und noch mehr Licht den Gelehrten, denn die Eitelkeit der Lehren unserer Zeit ist mächtig. Bringt Licht! Bringt Licht zu allen!

Vivekananda

Du kannst sicher sein, dass du eine himmlische Kraft erlangen wirst, wenn du der Wahrheit dienst und jeder Versuchung, sie aufzugeben, widerstehst. Die Menschen werden es nicht wagen, in deiner Gegenwart Dinge zu sagen, die du nicht als Wahrheit anerkennst.

Vivekananda

Wenn du aufrichtig und von ganzem Herzen sagen kannst: Herr, mein Gott! Führe mich, wohin du willst – nur dann machst du dich los von jeder Knechtschaft und wirst wahrhaft frei.

Epiktet

Selbstbeherrschung bedeutet Selbsterkenntnis; Selbsterkenntnis bedeutet Gottesbewusstsein.

Yesudian

Keiner sei gleich dem andern; doch gleich sei jeder dem Höchsten. Wie das zu machen? Es sei jeder vollendet in sich.

Goethe

Freiheit ist nichts anderes als Beseitigung der Unwissenheit, und die schwindet nur, wenn wir das Selbst kennen.

Vivekananda

Du bist das Unendliche, das Weltall ist in dir. Erkenne dich selbst und höre auf die Stimme deines wahren Selbst.

Satyakama

Ganz leise spricht ein Gott in unserer Brust, ganz leise, ganz vernehmlich zeigt er uns an, was zu erstreben ist und was zu fliehen.

Goethe

Ich glaube, dass wir einen Funken jenes ew'gen Lichts in uns tragen, das im Grunde des Seins leuchten muss und welches unsere schwachen Sinne nur von ferne ahnen können. Diesen Funken in uns zur Flamme werden zu lassen und das Göttliche in uns zu verwirklichen, ist unsere höchste Pflicht.

Goethe

Das Beste wird nicht deutlich durch Worte. Der Geist, aus dem wir handeln, ist das Höchste.

Goethe

Montag

Mondkraft

Mondkraft ist die Kraft der Natur, die dem Geist die Möglichkeit gibt, sich in der Materie zu verkörpern. Wie die Natur die schöpferische Kraft Gottes widerspiegelt, indem sie als sichtbare, materielle Welt Milliarden von Lebewesen gebärt, so widerspiegelt der Mond das Licht der Sonne, und so gibt die Mondkraft in ihrer Offenbarung als Mutterschaft die schöpferische Zeugungskraft des Männlichen in der Geburt des Kindes zurück. Darum ist Mondkraft, als die Vertreterin der Natur, die innere Kraft der Mutterschaft, des Wachstums, der Widerspiegelung und auch der Fantasie, da Fantasie auch die Verkörperung – Widerspiegelung – von Ideen in Bildform ist.

Wie der Mond das Licht der Sonne ohne Beimischung fremder Farben widerspiegelt, so sollst du, o Edelgeborener, die Göttlichkeit deines höheren Selbst ohne Beimischung der Eigenschaften deines kleinen Ich offenbaren.

China

Jedes neugeborene Kind bringt die Botschaft, dass Gott sein Vertrauen in den Menschen noch nicht verloren hat.

Tagore

Deine äußere Welt ist die genaue Widerspiegelung deines Inneren. Der vollkommene Körper ist das getreue Ebenbild der vollkommenen Seele.

Maharishi

Wenn eine Frau fähig ist, Menschen zu gebären, wessen kann sie in dieser Welt nicht fähig sein? Unwillkürlich verneigt sich der Mensch vor dieser heiligen Mutterschaft, um ihren Segen zu erlangen.

Yesudian

Jener, der das Weib mit den Augen der Lust betrachtet, hat den Zustand der Rohheit noch nicht überwunden. Nur jener, der in ihr die Mutter sieht, ist aus der tierischen und menschlichen zur göttlichen Ebene emporgestiegen.

Yesudian

Der Körper ist nur die äußere Hülle des Geistes. Er muss tun, was ihm der Geist diktiert.

Vivekananda

Gott kann allein im Menschen handgreifliche Wirklichkeit werden.

Ramakrishna

Nur wenn eines Mannes Augen rein sind, kann er im Weib die ewige Mutter wahrnehmen. Nur dann überschüttet sie ihn mit ihrer Gnade.

Yesudian

Wie eine Mutter eine Lampe anzündet, um in einem Zimmer Licht zu machen, so lasse durch deine Worte, o Meister, in meinem Herzen das Licht der Wahrheit aufgehen. **Yesudian**

Das Kind bat: »Liebe Mutter, wecke mich, wenn ich hungrig bin.« Die Mutter antwortete: »Mein Liebling, der Hunger selbst wird dich schon wecken.«

Ramakrishna

Die Welt kann nur gut und rein sein, wenn unser Leben gut und rein ist. Sei rein und gelassen, die gereizte Seele kann das Selbst nicht widerspiegeln.

Vivekananda

Die Grenzen unseres Körpers sind eine Hohlform. Seele und Geist müssen hineinströmen, sie zerbrechen und sie beständig erweitern und neu formen, bis eine Übereinstimmung zwischen ihrer Unendlichkeit und der endlichen, begrenzten Form erreicht ist.

Aurobindo

Die Stellung der Mutter ist die höchste in der Welt, denn als Mutter lernt und übt man die größte Selbstlosigkeit. Nur die Liebe Gottes ist noch größer als die Liebe einer Mutter.

Vivekananda

Stellt euch die Wirklichkeit vor. Dann wird aus eurer Vorstellung Wirklichkeit.

E. Haich

Die Seele ist geschlechtslos. Warum sollte sie sich durch die Vorstellung von einem Geschlecht erniedrigen? Wer ein vollkommener Yogi sein will, muss die Vorstellung von einem Geschlecht aufgeben.

Vivekananda

Der Verstand ist wie der Mond. Er erhält das Licht des Bewusstseins von dem Selbst, das der Sonne ähnlich ist. Also, wenn das Selbst zu leuchten beginnt, wird der Verstand wie der Mond, wenn die Sonne aufgegangen ist, nutzlos.

Maharishi

Gott und Natur sind wie Knabe und Mädchen beim Spiel und in der Liebe. Sie verstecken sich und laufen einander davon, damit sie einander jagen und suchen und fangen können.

Aurobindo

Der Mensch wurde geboren, um die große Mutter, die Natur, zu erobern. Nicht um ihr zu folgen!

Vivekananda

Der Hauptlehrer ist zehnmal verehrungswürdiger als der Unterlehrer. Der Vater ist hundertmal verehrungswürdiger als der Hauptlehrer. Doch die Mutter ist tausendmal verehrungswürdiger als der Vater.

Indien

Freiheit ist das Gesetz des Seins in seiner unbeschränkten Einheit, sie ist die geheime Meisterin der Natur. Dienstbarkeit ist das Gesetz der Liebe im Sein, welches sich freiwillig hingibt, um in der Vielfalt dem Spiel seiner Formen zu dienen.

Aurobindo

Baue nicht Prachtgebäude der Fantasie, die am Ende in nichts zerfließen.

Sabhapatti

Ihr seid unsterbliche Geister, freie Geister, gesegnet und ewig. Ihr seid weder Materie noch Körper. Die Materie ist euer Diener, nicht ihr seid der Diener der Materie.

Vivekananda

Die Natur zeigt zugleich durch die Unfruchtbarkeit und Einförmigkeit der bloßen Stille, dass das, was sie von uns möchte, das Spiel der Aktivitäten auf der festen Grundlage der Ruhe ist. Gott spielt immer und ermüdet nie.

Aurobindo

Selbstverwirklichung allein ist die wahre Geburt.

Maharishi

Durch Schmerz und Kummer ermahnt die Natur die Seele, dass die Freuden, die sie genießt, nur leise Andeutungen der wirklichen Seligkeit des Daseins sind.

Aurobindo

Ist der Mond voll – dann nimmt er ab!

China

Körper oder Materie sind Ausdruck der Natur. Das Ziel ist, sie zu überwinden und aus ihnen ein Werkzeug zu formen, das das Selbst verkörpert und ausdrückt, das Selbst, die Gottheit in uns.

Yesudian

Körperliche Form, die Geistiges schützend umfasst, so dass beides seine besondere Wirkungsweise zeigt, heißt Natur.

Dsuang Dsi

Der Mensch ist verliebt in die Schranken seines körperlichen Daseins, doch verlangt ihn zugleich nach der Freiheit seines schrankenlosen Geistes und seiner unsterblichen Seele.

Aurobindo

Die Rastlosigkeit und frühe Erschöpfung unseres tätigen Wesens und seiner Werkzeuge sind Zeichen der Natur, dass Stille unser eigentliches Fundament ist und Erregtheit eine Krankheit der Seele.

Aurobindo

»Liebe deine Nächsten wie dich selbst«, denn ein jeder Mensch ist dein eigenes Spiegelbild. Du bist das. Tat tvam asi.

E. Haich

Weder kann Gott aufhören, sich zur Natur zu neigen, noch der Mensch, zur Gottheit emporzustreben. Das ist die ewige Beziehung des Endlichen zum Unendlichen. Wenden sie sich scheinbar voneinander ab, so ist das nur, um sich um so tiefer zu begegnen.

Aurobindo

Absolute Beherrschung der Natur und sonst nichts muss das Ziel sein. Wir müssen Herr über die Natur und nicht ihr Sklave sein.

Vivekananda

Früchte bringet das Leben dem Mann; doch hangen sie selten rot und lustig am Zweig, wie uns ein Apfel begrüßt.

Goethe

Das Tier ist Mensch, verkleidet in Fell und auf vier Beinen. Der Wurm ist Mensch, er windet sich und kriecht der Entwicklung seines

Menschseins entgegen. Selbst die undifferenzierten Formen der Materie sind der beginnende Körper des Menschen. Alle Dinge sind der Mensch.

Aurobindo

Wenn auch Bücher und Schriften viel Wissen widerspiegeln, so kommt wirkliche Weisheit doch nur aus uns selbst.

Yesudian

»Nicht glücklich ist die Erde, die lange unbebaut daliegt. Hier geht eine schön gewachsene Frau, die lange kinderlos geblieben ist, umher.« Bearbeite deinen Körper, der dein Teil aus der Erde ist, mit der Kraft deines Geistes, und er wird dir das göttliche Kind gebären: dein Selbstbewusstsein im göttlichen Selbst.

E. Haich

Die Mutter ist ein Glück für jeden in seiner Not. Wer eine Mutter hat, der hat eine Beschützerin, und ohne Beschützerin ist, wer sie nicht hat.

Mahabharata

Wahrhaft glückselig ist der Mann, dem die Frau Vertreterin von Gottes Mutterschaft ist.

Vivekananda

Die Natur wartet nur darauf, gebändigt und zum Schaffen gebracht zu werden. Nur wenn unsere Sinne wie Pferde im Zügel gehalten werden, beginnen sich die Fähigkeiten des Menschen zu offenbaren. Bis dahin kriecht er auf allen Vieren.

Yesudian

Nichts hat der Mensch in sich so sehr zu bezähmen wie seine Einbildungskraft, die beweglichste und zugleich die gefährlichste aller menschlichen Gemütsgaben.

Herder

Wo die Frauen in Kummer leben, verdirbt die Familie bald. Wo die Frauen in Glück leben, gedeiht die Familie immer.

China

Was du nicht freilässt, wird niemals wachsen. Gib den Menschen das Licht der Freiheit. Das ist die einzige Bedingung des Wachstums.

Vivekananda

Einswerdung ist das große Geheimnis der Natur. Einswerdung ist die Bestimmung aller Dinge. Je mehr sich ein Wesen der Einswerdung nähert, desto vollkommener wird dieses Wesen. Ein Satz, den nicht alle Menschen verstehen.

Eckartshausen

Ein keusches Weib, das jeden Mann, ausgenommen den eigenen, als ihr Kind betrachtet und allen Männern gegenüber die Haltung einer Mutter einnimmt, wird kraft ihrer Reinheit eine solche Macht ausüben, dass jeder Mann, so brutal er auch sein mag, in ihrer Gegenwart die Atmosphäre der Heiligkeit verspüren muss.

Vivekananda

Arbeit und Anbetung bringen dich zu deiner eigenen Natur zurück.

Vivekananda

Nimm stets den kürzesten Weg! Die Natur weist ihn. Dein Handeln und Sprechen wird dann gerade und richtig sein. Diese Absicht allein befreit von allen Hemmungen und Nöten, von Berechnung und Heuchelei.

Mark Aurel

Der Mensch sucht zuerst blind und weiß nicht einmal, dass er sein göttliches Selbst sucht; denn er geht aus vom Dunkel der materiellen Natur, und selbst wenn er zu sehen beginnt, ist er lange noch geblendet von dem in ihm selbst zunehmenden Licht. Auf sein Suchen antwortet Gott auch verhüllt: Er sucht und genießt des Menschen Blindsein wie die kleinen Hände eines Kindes, die nach der Mutter tasten.

Aurobindo

Weder Körper noch Gemüt darf Herr über uns sein. Wir dürfen nicht vergessen, dass der Körper uns gehört, und nicht wir dem Körper.

Vivekananda

Wie sich Sonne und Mond nicht im trüben Gewässer widerspiegeln können, so kann sich der Allmächtige nicht in einem Herzen widerspiegeln, das von der Idee des »ich und mein« getrübt ist.

Ramakrishna

Dienstag

Marskraft

Die Marskraft ist die schöpferische Zeugungskraft, die das ewig Weibliche gegen seinen von der Natur gegebenen Widerstand mit Kampf erobert, es durchdringt und befruchtet. Die schöpferische Kraft Gottes offenbart sich als Zeugungskraft durch den Körper, durch das Fleisch und steht im Dienste des Arterhaltungstriebes. So erscheint die Marskraft in ihrer irdischen Offenbarung als Willenskraft, Impulsivität, Mut und Waghalsigkeit, um einen Entschluss zu fassen, den Kampf anzufangen, als rohe Muskelkraft, um kämpfen und erobern zu können, und als sexuelle Kraft, um das eroberte Weibliche zu besitzen und befruchten zu können.

Jener, der seine Kräfte nicht vergeudet, sondern sie beherrscht, wird zum Führer der Menschen. Er strömt seinen mächtigen, zeugenden Einfluss auf die Menge aus und schreitet voran. Seine Gedanken werden wie Zeugungskraft ins Innerste der menschlichen Gemeinschaft dringen und Männer und Frauen zu Taten des Mutes und der Kraft anspornen. Seine Worte werden erwecken. Seine Taten werden befreien. Und seine bloße Berührung wird einen Menschen verwandeln.

Yesudian

Das Selbst wird nicht von Schwachen erreicht. Wenn in dem Körper und in der Seele keine Kraft ist, kann man das Selbst nicht verwirklichen. Zuerst musst du mit guter, kraftvoller Nahrung deinen Körper aufbauen, nur so wird auch deine Seele stark. Die Seele ist der feinere Teil deines Körpers. Du musst große Kraft in deinem Körper und in deiner Seele aufspeichern.

Vivekananda

Dein eigener Wille ist das Einzige, was auf deine Gebete antwortet.

Vivekananda

Dieses anstrengende Zeitalter will Menschen mit eisernem Willen. Nur jener kann es überleben, der weiß, was er will.

Yesudian

Über allen Tugenden steht eines: das beständige Streben nach oben, das Ringen mit sich selbst, das unersättliche Verlangen nach größerer Reinheit, Weisheit, Güte, Liebe.

Goethe

Der Mensch, der dem Zorn oder Hass oder irgendeiner anderen Leidenschaft Raum gibt, kann nicht arbeiten, denn er zersplittert nur seine Kräfte und tut nichts Nützliches. Der Ruhige, Versöhnliche, Gerechte und Ausgeglichene leistet die höchste Arbeit. Er verliert keine Kraft.

Vivekananda

Wenn immer das Tier im Menschen erwacht, ergreift ihn der Geist der Zerstörung, und er hinterlässt die Spuren des Niederganges. Wenn immer das Göttliche im Menschen erwacht, offenbart er sein Bestes und erhebt die Umwelt auf eine höhere Stufe.

Yesudian

Geistige Kräfte sind sublimierte sexuelle Kräfte. Sexuelle Kräfte sind materialisierte geistige Kräfte.

E. Haich

Wir erobern den Kosmos, wir bekämpfen die Elemente. Wir besiegen Feinde. Aber immer noch bleibt uns der größte aller Siege zu erringen: Über ihn, den unbekannten Menschen – über uns selbst!

Yesudian

Sei mit Vorsicht – waghalsig! **Yoga mimamsa**

Der geistige Mensch ist wie ein Riese unter Zwergen. Er ist von keiner irdischen Kraft, sondern nur von seinem unsterblichen Geist abhängig, und das ist es, was ihn auf Erden unbesiegbar macht.

Yesudian

Ich bin zum Kämpfer geboren, also lasst mich kämpfen bis zum Ende, mit dem Schwert der Furchtlosigkeit in meiner Rechten und mit dem Schild der Urteilskraft in meiner Linken.

Yesudian

Toren fürchten das Schicksal. Der Held überwindet es.

Yesudian

Kraft kann sich nicht offenbaren, wo Schwäche ist. Sei, was du bist! Deine wahre Natur ist Kraft.

Vivekananda

Wer lebt, muss sterben; so stirb denn nach einem würdigen Leben, als Held und nicht als besiegter Sklave.

Yesudian

Je mehr die Umstände gegen dich sind, um so stärker wird deine innere Kraft offenbar.

Vivekananda

Lasst mich auf dem Schlachtfeld des Lebens sterben, nachdem alle meine Feinde besiegt, die Leidenschaften überwunden sein werden, wenn Hass sich in Liebe, Verachtung sich in Verständnis und Hochmut sich in würdevolles Selbstbewusstsein verwandelt hat.

Yesudian

Der Macht des Menschen sind keine Grenzen gesetzt, weder der Gewalt des Wortes noch der des Geistes.

Vivekananda

Ich nehme keine Befehle an, sondern ich befehle selbst, und meine Heerscharen schulden mir Gehorsam. Die größten unter meinen Kämpfern heißen: »Furchtlosigkeit« und »Kraft«.

Yesudian

Wertvoller Mensch ist streitlos.
Streitender Mensch ist wertlos. **Laotse**

Die Macht des Geistes kommt von der Beherrschung der Kräfte im Körper. Das Ziel ist es, die körperlichen Kräfte zu sammeln und in seelische und geistige Energien umzuwandeln. Die große Gefahr liegt darin, die Kräfte des Körpers in unbeherrschten und unvorsichtigen Vergnügungen zu vergeuden, dadurch verlieren wir die ursprüngliche Kraft des Geistes.

Vivekananda

Das wahre Zeichen der Stärke ist beherrschtes Tun.

Yesudian

Von der Gewalt, die alle Wesen bindet, befreit der Mensch sich, der sich überwindet.

Goethe

Eine Nation stirbt aus, wenn sie nicht die zur Erfüllung ihrer Aufgabe richtigen Menschen hervorbringt. Erzeugt starke Menschen, kräftig und aufrichtig bis in ihr innerstes Rückenmark. Erzeugt mutige Menschen. Erzeugt glaubensstarke Menschen. Denn diese sind das Salz der Nation und das Fundament des großen nationalen Gebäudes, das den künftigen Generationen Obdach, Schutz und Inspiration sein wird.

Yesudian

Selbst die rohe Kraft des Menschen, die Berge entwurzelt, auf dem Geist soll sie im Grunde beruhn!

Japan

Der Starke versteht Stärke. Der Elefant versteht den Löwen, nicht die Ratte. Wie können wir die Großen der Menschheit verstehen, wenn wir nicht ihresgleichen sind?

Vivekananda

Die Sieger sind Könige; die Besiegten sind Banditen.

China

Das ganze Geheimnis des Daseins ist es, keine Furcht zu haben. Fürchte nicht, was aus dir wird, und hänge von niemandem ab. Erst dann bist du frei, wenn du jede Hilfe zurückweist.

Vivekananda

Sei tapfer! Sei furchtlos! Sei frei! Wach auf! Steh auf! Und schreite vorwärts!

Yesudian

Gott hat die Erde als Kampfplatz geschaffen und angefüllt mit dem dröhnenden Schritt der Kämpfer und dem Geschrei von Streit und Ringen. Willst du Ihm Seinen Frieden entreißen, ohne den Preis zu zahlen, den Er für ihn bestimmt hat?

Aurobindo

Werft ab euren Schlaf, eure Trägheit! Werft ab die Gefangenenketten! Werft ab eure Schwäche, werft ab euer Leid! Gebunden ist, wer sich gebunden glaubt, und frei, wer glaubt, frei zu sein.

Yesudian

Habe keine Schwäche in dir, nicht einmal angesichts des Todes. Bereue nicht und brüte nicht über vergangene Taten. Erinnere dich nicht deiner guten Taten. Sei frei! Der Schwache, der Ängstliche, der Unwissende wird niemals das Selbst erreichen.

Vivekananda

Dein schwaches Auge, oh Sterblicher, gestärkt mit Ferngläsern und Mikroskop, zeigt dir unbekannte Dinge: Was wird das Auge deiner Seele dir entdecken, wenn du die Kunst gelernt hast, es zu verstärken?

Yesudian

Die Feigen und Mutlosen können im Leben nichts vollbringen. Sie kommen und gehen von Leben zu Leben, klagend und seufzend. Die Erde braucht Helden! Das ist ohne Zweifel die Wahrheit. Sei ein Held! Sage fortdauernd: »Ich habe keine Angst! Ich fürchte mich nicht!« Sage das einem jeden: »Habe keine Angst! Sei furchtlos!«

Vivekananda

Es gibt keine schlechten Kräfte, nur schlecht verwendete Kräfte.

E. Haich

Was wir brauchen, ist ein Menschen formender Glaube. Wir brauchen Männer! Männer mit Muskeln aus Eisen und Nerven aus Stahl.

Vivekananda

Wodurch entstehen alle Kräfte des Weltalls? Durch Kampf, Wettstreit, Konflikt! Angenommen, alle Teilchen der Materie befanden sich dauernd im Gleichgewicht, gäbe es dann überhaupt einen Schöpfungsvorgang?

Vivekananda

Vor allem sei stark und mannhaft! Körperliche Schwäche ist die Wurzel von wenigstens einem Drittel unserer Unglücke.

Vivekananda

Die Gesamtsumme der Kräfte der Freude und des Schmerzes, die hier auf Erden ihr Spiel treiben, bleibt stets die gleiche. Wir verschieben diese Kräfte nur von einer Seite auf die andere, und von dieser wieder zurück, aber die Gesamtsumme wird die gleiche bleiben.

Vivekananda

Ein mit vier Pferden bespannter Wagen kann entweder ungehemmt den Berg hinunterrasen oder der Kutscher kann die Pferde zügeln. Welches ist nun das Zeichen unserer Kraft: Die Pferde laufen zu lassen oder sie zurückzuhalten?

Vivekananda

Habe den Mut, zur Wahrheit zu kommen, auch wenn es durch die Hölle geht.

Vivekananda

Verliere niemals den Glauben an deine eigenen Kräfte, und du kannst alles in diesem Weltall tun. Werde nicht schwach. Alle Kraft ist dein!

Vivekananda

Der Schmerz ist ein heiliger Engel, und durch ihn sind Menschen größer geworden als durch alle Freuden der Welt.

Stifter

Nur der Starke kommt in große Versuchung, damit er dadurch noch stärker wird.

Saretni

Erwarte nicht Hilfe von anderen, weil du damit Schulden auf dich nimmst. Glaube an dich, du brauchst keine Hilfe! Alle Kräfte findest du in dir selbst.

Yesudian

Besser ist es, auf dem Schlachtfeld zu sterben, denn als ein Besiegter zu leben.

China

Wer einen eigenen Willen in die Dinge zu legen hat, über den werden die Dinge nicht Herr.

Nietzsche

Der Wille ist stärker als alles andere. Alles muss sich verbeugen vor dem Willen, denn er stammt von Gott. Ein reiner und starker Wille ist allmächtig.

Vivekananda

Vor allem sei stark, sei männlich! Ich habe Respekt sogar vor dem Bösen, solange er männlich und stark ist. Seine Kraft wird ihn eines Tages so weit bringen, dass er seine Boshaftigkeit aufgibt, dass er sogar alle böse und selbstsüchtige Tätigkeit aufgibt; und das wird ihn zum Schluss zur Wahrheit bringen.

Vivekananda

Wenn sich der gebildete Mensch bei Kunst und Poesie der Vergangenheit zum Mahle setzt, wird er die schöne Illusion, dass jene glücklich gewesen, als sie dies Große schufen, nie völlig von sich abwehren können und wollen. Jene freilich retteten nur mit großen Opfern das Ideal ihrer Zeiten und kämpften im täglichen Leben den Kampf, den wir alle kämpfen. Ihre Schöpfungen sehen nur für uns aus wie gerettete und aufgesparte Jugend.

Jacob Burckhardt

Blicke auf dich zurück, von der Amöbe bis zum menschlichen Wesen. Wer hat das alles gemacht? Dein eigener Wille. Kannst du dann leugnen, dass er allmächtig ist? Was dich so hoch gebracht hat, kann dich noch höher führen. Was du haben musst, ist Charakter und Stärkung des Willens.

Vivekananda

Kleinmut und Verzagtheit gehen nicht aus dem Gewicht der Drangsal, sondern aus der Schwäche des Gemütes hervor.

Hl. Chrysostomus

Wenn dein Ziel groß ist und deine Mittel klein, handele trotzdem. Durch dein Handeln allein werden auch deine Mittel wachsen.

Aurobindo

Mittwoch

Merkurkraft

Die Merkurkraft ist die Brücke, die Verbindung zwischen dem göttlichen und dem persönlichen Selbst, zwischen Geist und Körper. Sie ist die Kraft des Denkens. Ihr Werkzeug ist der Verstand, ihre Waffen sind die Worte in Sprache und Schrift. Die Merkurkraft hilft uns, das große Ziel zu erreichen durch Lernen und Lehren, die zum Wissen führen.

Verkörperte Gedankenformen hängen wie Wassertropfen des Meeres aneinander und bilden in ihrer Gesamtheit die äußere Welt.

Mahayana-Philosophie

Wer wirklich ein Yogi sein will, muss ein für alle Mal das Herumkosten an den Dingen sein lassen. Ergreife eine einzige Idee. Lasse Gehirn, Muskeln, Nerven, jeden Teil deines Körpers von dieser Idee erfüllt sein, und kümmere dich um sonst keine. Das führt zum Erfolg, denn auf diese Weise werden die Großen des Geistes geformt.

Vivekananda

Nie sind die Dinge an sich schlecht, nur wie du darüber denkst.

Epiktet

Die durch Yoga-Übungen erlangte Erkenntnis von der Wesenheit der Dinge, die sowohl relatives wie wirkliches Sein besitzen, führt zur Befreiung vom Nichtwissen.

Mahayana-Philosophie

Wir möchten gerne die Welle kennen, auf welcher wir im Ozean treiben, allein wir sind diese Welle selbst.

Jacob Burckhardt

Es ist ein großer Unterschied zwischen dem Denken, was andere gedacht haben, und dem Sagen, was andere gesagt haben, und zwischen Selbstdenken und Selbstsagen.

Eckartshausen

Unabhängigkeit im Denken ist das erste Kennzeichen der Freiheit. Ohne sie bleibst du ein Sklave der Umstände.

Vivekananda

Deine Denkweise soll in geistigen Dingen genauso rational sein wie in den Angelegenheiten des täglichen Lebens. Die äußeren Aufgaben verlangen rationales Denken. Das geistige Leben verlangt ein tausendfaches Maß an rationalem, exaktem, gut fundiertem Denken.

Vivekananda

Der Verstand ist der große Verneiner des Wirklichen. Verneine den Verneiner!

Vivekananda

Unendlich ist die Wirkung des Lichtes; sie erstreckt sich auf Verstand und Vernunft.

Eckartshausen

Zeigt dem Italiener, dem Franzosen, dem Engländer, dem Araber eine Rose – durch Anschaulichkeit werden sich alle über den Anblick der Rose verstehen, aber nicht durch Worte. Worte sind also die Ursache, warum wir uns nicht verstehen, und nicht die Dinge.

Eckartshausen

Es gibt jedoch eine Unreinheit, die alle Unreinheiten übertrifft, und das ist die Unwissenheit. Oh Weiser, wirf jene Unreinheit ab und sei frei von allen Unreinheiten.

Dhammapada

Böse Gedanken sind Krankheitsstifter, denn jeder Gedanke ist ein kleiner Hammerschlag auf dem Metall unseres Körpers und schlägt das heraus, was wir sein werden. Wir sind die Erben aller guten Gedanken des Weltalls, wenn wir uns ihnen öffnen.

Vivekananda

Die größte Gabe ist die Gabe des Wissens. Die größte Stärke ist die Beherrschung der Gedanken.

Yesudian

Du sollst zuerst über das Selbst hören. Höre Tag und Nacht, dass du das Selbst bist. Wiederhole es für dich Tag und Nacht, bis es in deine Adern hineinfließt, bis es in jedem deiner Blutstropfen prickelt, bis es in dir Fleisch und Knochen wird. Lasse deinen ganzen Körper von diesem einzigen Ideal durchdrungen sein:

»Ich bin das nie geborene, das nie sterbende, das selige, das allwissende, allmächtige, ewig glorreiche Selbst!« Alle deine Taten werden verherrlicht, umgewandelt und vergöttlicht durch die wahre Macht des Gedankens. Wenn die Materie mächtig ist, so ist der Gedanke allmächtig!

Vivekananda

Der Wind sammelt die Wolken, und der Wind treibt sie auch fort. Der Verstand schafft Fesseln, und der Verstand befreit uns auch davon.

Shankara

Gehe in dich hinein und hole das Wissen aus deinem eigenen Selbst heraus. Du bist das größte Buch, das jemals war und jemals sein wird, der unendliche Verwalter von allem, was ist. Alle äußere Belehrung ist vergebens, solange der innere Lehrer nicht erwacht. Es muss dazu führen, dass das Buch des Herzens sich öffnet, um wertvoll zu sein.

Vivekananda

Ich bin ein geborener Schüler. Alles, was existiert, ist mein Meister. Ich lerne von allem!

Keshab

Der Schatz des Wissens ist solch ein großes Vermögen, aus welchem die Blutsverwandten nichts wegnehmen können, der Dieb nichts rauben kann, und wenn du aus ihm noch so viel verteilst, wird es nie weniger!

Indien

Als die Menschheit gelernt hat zu sprechen, hat sie das selbstständige Denken vergessen.

Karinthy

Kein einziges ausgesprochenes Wort hat je so viel genützt wie die vielen Worte, die verschwiegen blieben.

Plutarch

Lasse wachsen und begieße den Baum der Erkenntnis, aber iss nur von den Früchten des Lebensbaumes.

E. Haich

Derjenige, der jeden Tag weiß, was er noch nicht weiß, und jeden Monat weiß, was er weiß, der lernt ernsthaft.

Laotse

Wissen, dass man nichts weiß, das ist das Allerhöchste. Zu vermuten, dass Unwissenheit Wissen ist, bringt Leiden. Nur derjenige, der an den Leiden leidet, wird von den Leiden befreit. Der Berufene ist frei von Leiden, weil er an den Leiden leidet.

Laotse

Was man hat, darüber spricht man nicht.
Worüber man spricht, das hat man nicht.

Laotse

Das Schicksal biegt sich gehorsam wie ein gespannter Bogen in deiner Hand, wenn du den Pfeil der richtigen Gedanken durch ihn schießt.

Yesudian

Wer Kenntnis, Weisheit und Unterscheidungskraft besitzt, der ist reif, um nach dem Selbst zu suchen.

Shankara

Ein aufrichtiger Gedanke kann Himmel und Erde bewegen.

China

Weder das Atmen noch körperliche Yoga-Übungen sind von irgendwelchem Nutzen, bis du nicht den Gedanken erfasst hast: »In Wirklichkeit bin ich nichts anderes als ein Zeuge! Nichts kann mich von außen berühren!«

Vivekananda

Der Körper – die Form – wird durch den Gedanken gebildet, der ihm zugrunde liegt.

Vivekananda

Erfahrung ist der einzige Lehrmeister, den wir besitzen. Wir können unser Leben lang reden und debattieren und werden trotzdem kein aus der Wahrheit gesprochenes Wort verstehen, solange wir sie nicht an uns erfuhren.

Vivekananda

Das Mittel, Nichtwissen zu zerstören, ist unaufhörliche Übung in der Unterscheidung.

Vivekananda

Wer sich um die üble Rede anderer nicht kümmert, besiegt alles.

Mahabharata

Wie, wann? Und wo? – Die Götter bleiben stumm! Du halte dich ans Weil und frage nicht Warum?

Goethe

Zügele deine Zunge, um deine Gedanken zu kennen. Zügele deine Gedanken, um dein wahres Selbst zu kennen.

Yesudian

Steh auf und sei frei! Wisse, dass jeder dich schwächende Gedanke und jedes dich schwächende Wort auf dieser Welt das einzige wirkliche Übel ist. Alles, was den Menschen schwächt, alles, was ihm Furcht einflößt, ist das einzige Übel, das er ängstlich meiden sollte.

Vivekananda

Fülle dein Gehirn von Kindheit an mit positiven, starken, nützlichen Gedanken. Nimm nur solche und keine schwächenden und lähmenden Gedanken auf. Sage zu dir selbst: »Ich bin das Selbst, das ewig-freie, unsterbliche Selbst!« Lasse es wie ein Lied Tag und Nacht in deinem Gehirn erklingen, und auf dem Sterbebett erkläre: »Ich bin das Selbst!«

Vivekananda

Es ist das Unglück der Unvernünftigen, dass sie das, was nicht unvernünftig ist, für unvernünftig halten.

Lü Bu We

Durch Atembeherrschung erreichen wir Gedankenbeherrschung, durch Gedankenbeherrschung treten wir in den ursprünglichen, paradiesischen Zustand ein.

Maharishi

Wie kann ich den Verstand beherrschen? – Wenn das wahre Selbst verwirklicht wird, gibt es keinen Verstand mehr zu beherrschen.

Maharishi

Ich will nicht einen Lehrer haben, der mich beeinflusst. Ich will aber einen Lehrer, der mich lehrt, mich nicht beeinflussen zu lassen.

Yesudian

Treibe den Aberglauben aus deinem Gehirn. Sei tapfer. Erkenne die Wahrheit und übe die Wahrheit aus. Möge das Ziel noch so ferne sein, gleichviel, erwache, stehe auf und halte nicht an, bis du das Ziel erreicht hast.

Vivekananda

Die am höchsten stehenden Menschen sind ruhig, still und unbekannt. Dies sind Menschen, die die Macht des Gedankens wirklich kennen. Sie wissen, dass, selbst wenn sie sich in eine Höhle einschlössen, dort nur fünf wahre Gedanken dächten und dann stürben, diese fünf Gedanken in alle Ewigkeit fortleben würden. Denn wahrlich, solche Gedanken werden durch Berge dringen, Meere überqueren und über die ganze Welt wandern. Sie werden tief in die Herzen und Gehirne der Menschen dringen und Männer und Frauen erwecken.

Vivekananda

Wenn die Schuhe recht sind, vergisst man die Füße. Wenn der Gürtel recht ist, denkt man nicht an die Hüften. Wenn das Herz recht ist, gibt es kein Für und Wider. Wenn das Verstehen um die Dinge recht ist, gibt es kein inneres Schwanken und kein äußeres Beeinflusstwerden. **Dsuang Dsi**

Kennst du den wahren Sinn des Wortes Buddha? – Es bedeutet, dass man durch ständiges Nachdenken über das Bewusstsein zum Bewusstsein selbst wird.

Ramakrishna

Wer auswendig die Lehren weiß, doch sie nicht übt, ist wie ein Mensch, der eine Lampe ansteckt und die Augen schließt.

Eckartshausen

Die Weisheit der meisten Gelehrten beschränkt sich auf das, was andere gedacht und gesagt haben.

Eckartshausen

Wissen, das nicht an jedem Tage zunimmt, wird täglich abnehmen.

China

Lernen ist, wie stromaufwärts zu rudern. Nicht weiterzukommen, heißt zurücktreiben.

China

Denken ist weder Ursache noch Wesen des Daseins, aber es ist ein Werkzeug des Werdens: Ich werde zu dem, was ich in mir sehe. Alles, was der Gedanke mir eingibt, kann ich tun; alles, was er mir offenbart, kann ich werden. Darauf sollte der Mensch sein unerschütterliches Selbstvertrauen gründen, weil das Göttliche ihm innewohnt.

Aurobindo

Wenn wir mit einem Weltkind reden, können wir sehen, dass sein Herz mit weltlichen Gedanken und Wünschen angefüllt ist, wie der Kropf einer Taube mit Körnern.

Ramakrishna

Die Lehre ist wie ein Floß, das dich an das andere Ufer hinüberträgt. Doch wer wäre so töricht, das Floß auf seine Schultern zu nehmen und es auf dem trockenen Land weiterzuschleppen, nur weil es auf dem Wasser nützlich war.

Buddha

Wissen ist ein Schatz, der seinen Besitzer überallhin begleitet.

China

Haben wir Kenntnisse hinter uns gelassen, so werden wir Erkenntnis haben. Denken war das Mittel; Denken ist die Schranke.

Aurobindo

Kannst du nicht fortwährend die Sammlung des Geistes bewahren, so sammele dich doch zuweilen, wenigstens zweimal am Tage, morgens und abends. Am Morgen fasse den Vorsatz, und am Abend prüfe, wie du heute in Gedanke, Wort und Werk dich betragen.

Thomas von Kempen

Rede nicht viel, aber erfühle den Geist in dir ... Dieses ist Wissen, alles andere ist Unwissenheit.

Vivekananda

Das Leben ist nur eine Brücke. Baue kein Haus darauf.

China

Was kümmert es dich, was deine Vorfahren dachten oder wie andere heute denken? Worauf es ankommt, ist, was du denkst: Unabhängige, furchtlose Gedanken, aus dem Reichtum deiner eigenen Erfahrungen geboren.

Yesudian

Der Gedanke an irgendeine Unvollkommenheit erzeugt eine solche. Allein Gedanken an Kraft und Vollkommenheit können diese heilen.

Vivekananda

Wir sind das, wozu uns unsere eigenen Gedanken gemacht haben. Achte darum auf das, was du denkst.

Vivekananda

Des Menschenverstandes angewiesenes Gebiet und Erbteil ist der Bezirk des Tun und Handelns. Tätig wird er sich selten verirren.

Goethe

Donnerstag

Jupiterkraft

Die Jupiterkraft ist die Sehkraft des Geistes. Die Augen des Körpers haben die Fähigkeit, die Lichtstrahlen, die in sie hineindringen, wahrzunehmen. Das geistige Auge dagegen schaut nicht das, was in es hineindringt, sondern umgekehrt: Es strahlt aus sich selbst die Sehkraft aus auf das, was es sehen will, und schaut nicht auf die Oberfläche, sondern bohrt sich in das Geschaute ein, durchdringt es und sieht nicht das äußere, sondern das innere, wahre Wesen von allem. Die Jupiterkraft ist auf der materiellen Ebene die Betrachtung des Erfahrenen, des Weisen, der sein Wissen und seine Erkenntnis nicht aus Auswendiglernen oder Eintrichtern, sondern aus innerer geistiger Schau erwirbt. Innere Schau führt zu der wahren Religion, zu dem wahren Glauben, die über allen falschen Gedanken und allem Aberglauben stehen, die keine Sekte und Widersprüche kennen – zu dem einen, inneren Gottesglauben.

Sehnst du dich nach Gott? – Richtig! Suche Ihn im Menschen. Die höchste Offenbarung Gottes ist der Mensch.

Ramakrishna

Nicht der Glaube an ein höchstes Wesen noch seine Verneinung, sondern nur die eigene Bemühung um rechtes Leben und die selbst errungene geistige Entwicklung können zur Befreiung führen.

Buddha

Es ist ein großer Unterschied, ob ich »Nahrung, Nahrung« sage oder ob ich sie esse, ob ich »Wasser, Wasser« sage oder es trinke. Wir können nicht erhoffen, Verwirklichung zu erlangen, indem wir einfach das Wort »Gott, Gott« wiederholen. Wir müssen nach Verwirklichung streben und sie üben.

Vivekananda

Im Essen, Schlafen, Fürchten und Begatten sind Mensch und Tier sich gleich. Durch religiöse Übung nur erhebt der Mensch sich über das Tier. Wie sollte er ohne Religion dann nicht gleich dem Tier sein?

Eckartshausen

Aus geistiger Kurzsichtigkeit stammt der Kummer. Die Heilung ist der auf Weisheit beruhende Glaube.

Brunton

Weisheit befreit vom Zweifel, die Tugend befreit vom Leiden, Entschluss befreit von Furcht.

Konfuzius

Unwissenheit ist das übelste der Übel. Nur Weisheit hilft, sie zu überwinden. Und diese schafft nur unermüdliches Streben.

Echartshausen

Die Gelehrten in unserem Jahrhundert haben vergessen, dass die Theorie der Praxis ihr Dasein zu danken hat und die Natur war, ehe es Regeln gab!

Eckartshausen

Du, dessen Seele bestimmt ist zur Empfänglichkeit höherer Dinge, du, Mensch und Bruder, du wirst mich verstehen. Und du, dessen Seele diese Stimmung nicht hat, du sollst mich nicht verstehen.

Eckartshausen

Ein Mensch ist noch kein Weiser, einfach weil er viel spricht. Wer ruhig, frei von Hass und furchtlos ist, der wird ein Weiser genannt.

Dhammapada

Es gibt keine anderen Fesseln als die Fesseln von Illusion, keine stärkere Kraft, als die Kraft, die uns Yoga gibt; es gibt keinen höheren Freund als Weisheit und keinen größeren Feind als Selbstsucht.

Gheranda Samhita

Man kann ohne Furcht ein Familienleben führen, wenn man Weisheit und Andacht besitzt. Es lässt sich leicht auf Dornen gehen, wenn man Schuhe trägt.

Ramakrishna

Beherrsche deine Rede durch die Kraft des Geistes, beherrsche deine Geisteskraft durch das Unterscheidungsvermögen, beherrsche diese Fähigkeit durch den individuellen Willen, verschmelze Individualität mit dem unendlichen, absoluten Selbst und erreiche höchsten Frieden.

Shankara

Nach der alten Religion ist ein Atheist, wer nicht an Gott glaubt. Die Neue sagt: Atheist ist, der an sich selbst nicht glaubt.

Vivekananda

Wenn der Weise die Eitelkeit mit allem Ernst vertrieben hat, steigt er auf die höchste Stufe der Weisheit und schaut von dort auf die Toren hinab. Gelassen blickt er auf die sich vor Sorgen krümmende Menschenmasse wie einer, der vom Berggipfel auf die im Tal Gebliebenen hinabsieht.

Dhammapada

Der Weise wurde gefragt: »Wen liebst du mehr, deinen Bruder oder deinen Freund?«
Der Weise antwortete: »Ich liebe meinen Bruder, wenn er mein Freund geworden ist!«

Altjüdische Weisheit

Gott ist in allen Menschen, doch nicht alle Menschen sind in Gott. Darum leiden sie!

Ramakrishna

Die sich durch Irrtümer durchkämpfend zur Wahrheit gelangen: die sind die Weisen!
Die im Irrtum verharren, das sind die Narren.

Rückert

Sich durch Aufrichtigkeit, Enthaltsamkeit und Selbstbeherrschung erhebend, baut der Weise für sich eine Insel, die Hochwasser nicht überschwemmen kann.

Buddha

Wenn du ein Weiser sein willst, strahle sparsam aus, was du in deinem Kopf hast. Geschlossen soll dein Mund sein, vorsichtig dein Wort, als den allergrößten Schatz betrachte deine Lippen.

Babylonische Weisheit

Der Alligator hat einen so dicken und schuppigen Panzer, dass keine Waffe ihn so leicht durchbohrt. – So kannst du auch einem Weltkind Religion predigen, und sie wird keinen Eingang in sein Herz finden.

Ramakrishna

Gotteserkenntnis hält Schritt mit dem Glauben. Wo wenig Glauben ist, sucht man vergeblich nach viel Wissen.

Ramakrishna

Wer Glauben hat, hat alles, und wem er fehlt, dem fehlt alles.

Ramakrishna

Der Weise meistert seinen Sinn und wird im Herzen eins mit dem unendlichen, allwissenden, alles durchdringenden Herrn. Nur wer das Ewige vom Vergänglichen scheidet, übt Geisteszucht. Groß ist die Glorie des aus sich selbst leuchtenden Wesens, der erhabenen Wirklichkeit in uns.

Upanishaden

Jede Sekte hat ihre Wahrheit, und jede Wahrheit hat ihre Sekte.

China

Religionen sind verschieden, aber es gibt nur einen einzigen Gott. Gott ist wie das Wasser, das die verschiedenen Gefäße füllt, und in jedem Gefäß nimmt die Vision Gottes die Gestalt des Gefäßes an. Doch Er ist der Eine. **Vivekananda**

Es wäre nicht der Mühe wert, siebzig Jahre alt zu werden, wenn alle Weisheit der Welt Torheit wäre vor Gott. **Goethe**

Wer Gott erkannt hat, streift alle Fesseln von sich, und mit den entschwundenen Leiden streift er Geburt und Tod ab.

Upanishaden

Der Weise ändert sich auch in der Not nicht. Der gewöhnliche Mensch wird wild.

Konfuzius

Der Weise ist friedliebend, aber er kennt keine Kompromisse. Der gewöhnliche Mensch macht Kompromisse, aber ist nie friedliebend.

Konfuzius

Aus der Kraft der Verwirklichung entsteht Religion. Nicht die Anzahl der Doktrinen oder Philosophien hat einen großen Wert, sondern nur das, was du bist und was du verwirklicht hast.

Vivekananda

Der Weise strengt sich selbst an, mit ganzem Ernst und mit dem festen Willen, frei zu sein von der Knechtschaft der Welt, als ob er von einer Krankheit frei werden wollte. **Shankara**

Wer nichts weiß und weiß nicht, dass er nichts weiß, ist ein Törichter, lasst ihn allein. Wer nichts weiß und weiß, dass er nichts weiß, ist ein Unwissender, belehrt ihn. Wer weiß und weiß nicht, dass er weiß, schläft, weckt ihn. Wer weiß und weiß, dass er weiß, ist ein Weiser, folgt ihm. **Koran**

Große Weisheit hat keine äußere Form. Wertvolle Dinge können nicht rasch vollendet werden. Edle Töne erklingen nur selten.

Lü Bu We

Der kluge Kaufmann verbirgt seine Schätze, als wäre er arm. Der Edle verbirgt seine Weisheit, als wüsste er nichts.

Li Gi

Alles wahrhaft Große auf Erden wächst aus etwas Geringem empor. Der Weise denkt nicht an seine Größe und wird darum groß.

Liä Dse

Der Weise schätzt die Menschen nach ihrer Menschlichkeit ein, andere nach ihren Taten, und der Dumme nach ihren Geschenken.

Lü Bu We

Glaube an alles, was du tust. Nur dem Menschen, der an sich selbst glaubt, öffnen sich die Türen aller Welten. Glauben ist gänzlicher Verlass auf den alles belebenden inneren Geist. Wisse, dass du dieser Geist bist. Lasse deine Taten von der Kraft des Geistes begleitet werden, sei es ein Gedanke, ein Wort oder eine Tat.

Yesudian

Glauben soll man an das, was noch nicht ist, damit es werde!

E. Haich

Der Weise benutzt sein Herz wie einen Spiegel. Er sucht die Dinge nicht und geht ihnen auch nicht entgegen. Was auf ihn zukommt, nimmt er in seinem Spiegel auf, tut aber nichts dazu, es dort zu halten. Das aber ist es eben, was ihn fähig macht, über alles zu siegen und selbst nie verletzt zu werden.

Dsuang Dsi

Der Korrekte wird leicht kleinlich und pedantisch. Der Weise wahrt Ernst und Würde, aber zielt stets auf verständige und nützliche Zwecke.

Kao Yao

Nur der Unwissende wird böse. Der Weise versteht.

Indien

Der Gutmutige und Nachgiebige ist leicht schlechten Einflüssen zugänglich. Der Weise verharrt fest und unerschütterlich im Guten.

Kao Yao

Verständnis für die Kunst und Fertigkeit der Hand taugt nur der Fristung deines Tages. Das Wissen aber, die Befreiung von dem Erdendasein: Ist nicht erst das wahre Weisheit?

Kung Dse

Heilig sei dir der Tag; doch schätze das Leben nicht höher als ein anderes Gut, und alle Güter sind trüglich.

Goethe

Der edle Mensch ist selbstbewusst, ohne Hochmut; der niedrig stehende Mensch ist hochmütig, ohne Selbstbewusstsein.

Kung Dse

Glaube kann Wunder verrichten, während Eitelkeit und Ichsucht des Menschen Tod sind.

Ramakrishna

Der Weise, der durch Glauben, Hingabe und Meditation das Selbst erkannt hat und eins geworden ist mit Brahman, wird befreit vom Rad des ewigen Wandels und erlöst von Wiedergeburt, Leiden und Tod.

Upanishaden

Die echten Künstler sind die religiösesten der Sterblichen.

Rodin-Gsell

Das Studium der Philosophie hat nicht den Sinn, zu erfahren, was andere gedacht haben, sondern zu erfahren, wie die Wahrheit der Dinge sich verhält.

Thomas von Aquin

Freitag

Venuskraft

Die Venuskraft ist die Ursache der »hohen Zeit« – Hochzeit – der Natur. Auf ihre Wirkung ziehen alle Lebewesen, ob Pflanze, Tier oder Mensch, ihr allerschönstes Kleid an, um dem anderen Geschlecht aufzufallen, es anzuziehen und dann die »hohe Zeit« – »Hochzeit« – mir ihm zu erleben. Die Venuskraft ist, in ihrer Offenbarung, die Schönheit, Harmonie, Kunst und Liebe, von der tierischen Anziehung und Besitzgier bis zur höchsten, unpersönlichen, universellen Liebe, auf jeder Stufe der Offenbarungsskala der Schöpfung.

Das große Gesetz ist Liebe. Sie ist die wirkende Kraft, Mittel zur Assimilation, Kette der Einswerdung!

Eckartshausen

Es gibt kein Laster, das nicht die Entfernung von der Liebe zur Ursache seiner Entstehung hat. Es gibt keine Tugend, die nicht in der Liebe gründet.

Eckartshausen

Der Gottheit kann sich kein Wesen nähern, das ihr nicht ähnlich ist. Da nun die Gottheit die Liebe ist, so geschieht die Ähnlichwerdung durch die Liebe. Wer sich von der Liebe entfernt, der entfernt sich von Gott.

Ramakrishna

Mit allem, sei es über oder unter dir, fern oder nah, sichtbar oder unsichtbar, soll dich schrankenlose Liebe verbinden, und gegen kein Wesen soll ein feindliches Gefühl oder der Wunsch zu töten in dir auftauchen. In diesem Bewusstsein lebe, wo du stehst und gehst, sitzt oder liegst, bis du einschläfst. Im Geiste Gottes lebe und webe, und du wirst in Ihm seine Freude haben.

Vedanta-Philosophie

Nicht Liebe macht blind, sondern Besitzgier. Die Menschen werden durch sinnliche Begierden geblendet. Wahre Liebe befreit von Besitzgier und macht sehend.

Ramakrishna

Man soll über die Liebe nicht sprechen, sondern aus Liebe handeln, in Liebe leben.

Ramakrishna

Für die Liebe ist die Liebe selbst der Lohn!

E. Haich

Wissenschaft und Klugheit ist bewusste, oft nur zu selbstbewusste Weisheit der Gedanken. Liebe aber ist unbewusste Weisheit des ganzen Menschen.

Wöhrmüller

Haben wir Freuden hinter uns gelassen, so werden wir Seligkeit haben. Begehren war das Mittel; Begehren ist die Schranke.

Aurobindo

Wer die anderen liebt und keine Gegenliebe findet, der prüfe seine eigene Einstellung zu den Mitmenschen.

Mong Dse

Gegen große Vorzüge der anderen gibt es kein Rettungsmittel als die Liebe.

Goethe

Bei einer Vereinigung des Schönen mit dem Hässlichen triumphiert am Ende immer das Schöne: Die Natur kommt aufgrund eines göttlichen Gesetzes beständig auf das Bessere zurück, sie strebt unaufhörlich nach Vollkommenheit.

Rodin-Gsell

Das wahre Glück baut sich jeder nur dadurch, dass er sich durch seine Gefühle vom Schicksal unabhängig macht.

W. von Humboldt

Jeder, der den Namen »Künstler« mit Recht führen will, muss die ganze Wahrheit der Natur ausdrücken, nicht nur ihre äußere, sondern vor allem ihre innere.

Rodin-Gsell

Reine Erkenntnis und reine Liebe sind letzthin eins.
Reine Erkenntnis führt zum gleichen Ziel wie reine Liebe.

Ramakrishna

Künstler und Denker gleichen einer Leier, die unendlich zarte und klagereiche Töne hat. Und die Schwingungen, die der Geist einer jeden Zeit ihr entlockt, klingen bei allen anderen Sterblichen nach.

Rodin-Gsell

Für den, der den Namen »Künstler« verdient, ist in der Natur alles schön, weil seine jede äußere Wahrheit unerschrocken aufnehmenden Augen darin, wie in einem offenen Buch, mühelos jede innere Wahrheit zu lesen vermögen.

Rodin-Gsell

Sprich von Musik nur zu einem Musiker!

China

Kindliche Liebe bewegt Himmel und Erde.

China

Wer nicht lieben kann, der versteht nicht menschlich zu leben.

Lavater

Um die Liebe eurer Eltern zu verstehen, müsst ihr selbst Kinder aufziehen.

China

Wie der Tiger andere Tiere verschlingt, so verschlingt auch die Liebe alle »Erzfeinde« des Menschen, wie sinnliche Begierde, Leidenschaft, Neid und Zorn.

Ramakrishna

Tauche tief in das Meer göttlicher Liebe. Fürchte dich nicht! Es ist das Meer der Unsterblichkeit.

Ramakrishna

Zu Gott gelangt unverzüglich der, in dem die Herrlichkeiten der Liebe offenbar werden. Welches sind die Herrlichkeiten der Liebe?

Unterscheidungsvermögen, Leidenschaftslosigkeit, Zärtlichkeit für alles Lebendige, Dienst an den Guten und Freude am Umgang mit ihnen, Wahrhaftigkeit ... alle diese.

Ramakrishna

Was ist das Neue, das wir noch zu vollenden haben? – Liebe! Denn bisher gelang uns nur Hass und Selbstgefälligkeit.

Aurobindo

Liebe ist der Grundton, Freude ist der Klang, Kraft ist die Weise, Wissen ist der Spieler, das unendliche All ist der Komponist und die Zuhörerschaft. Wir hören das Stimmen der Instrumente, das so heftig ist, wie die Harmonie gewaltig sein wird; aber wir werden bis zur Fuge göttlicher Seligkeiten gelangen.

Aurobindo

Nun aber bleiben Glaube, Hoffnung, Liebe, diese drei; aber die Liebe ist die größte unter ihnen.

1Kor 13,13

Nur der findet Gott, der sich nach Ihm sehnt; wie ein liebendes Weib nach ihrem Gatten, wie ein Weltling nach irdischen Freuden und wie ein Geizhals nach seinem aufgehäuften Gold.

Ramakrishna

Wahre Liebe bedeutet nicht, Unkraut zu bewässern. Wenn du dir selbst nicht erlaubst, zu lügen, zu stehlen und andere Sünden gegen die Einheit zu begehen, so erlaube das, aus falsch aufgefasster Nächstenliebe, auch deinen Nächsten nicht.

E. Haich

Um in das Tal der Liebe einzutreten, muss man ganz in Feuer tauchen. Ja, man muss selbst Feuer sein, denn sonst könnte man da nicht leben. Der wahrhaft Liebende muss dem Feuer gleich sein, entflammten Angesichts, brennend und ungestüm wie das Feuer.

Ferid ed din Attar: Die Konferenz der Vögel

In diesem Tale ist die Liebe das Feuer, und sein Rauch ist die Vernunft. Wenn die Liebe kommt, entflieht die Vernunft in Eile. Die Vernunft kann mit der Raserei der Liebe nicht zusammenwohnen, die Liebe hat nichts zu schaffen mit der Vernunft des Menschen.

Ferid ed din Attar: Die Konferenz der Vögel

Liebe ist das Gesetz der Gottheit, das Gebot, das die Gottheit dem Menschen ins Herz legte. Sie ist das Band, das alle Wesen vereint. Der Trieb zur Einswerdung entspringt aus ihr. Ähnlichwerdung ist ihre Nahrung.

Eckartshausen

Macht nur die Augen auf; alles ist schön!

Thoma

Verwechsele wahre, unpersönliche Nächstenliebe nicht mit Schwäche! Wahre Liebe ist fest und hart. Wenn wir unter den Menschen eine Säule sein wollen, die den Schwachen und Schwankenden Sicherheit und Halt geben kann, dann müssen wir hart sein wie Stein.

E. Haich

Liebe kennt keine Belohnung. Liebe ist stets um der Liebe willen da.

Konfuzius

Schön ist, was wahr und gut ist,
Gut ist, was schön und wahr ist,
Wahr ist, was schön und gut ist.

Lorant Hegedüs

Höchste Liebe, höchste Vollkommenheit besteht in höchster Übereinstimmung, höchster Harmonie.
Diese Harmonie ist den Tönen der Musik ähnlich, die in unendlichen Gradationen bestehen, und doch jeder Ton vom geringsten bis zum höchsten verhältnismäßig zum Ganzen ist.

Eckartshausen

Talent ohne Fleiß ist keine Kunst; Fleiß ohne Talent ist keine Kunst; Talent mit Fleiß – ist Kunst!

E. Haich

Die Liebe ist unendlich tätig; ihre Eigenschaft ist immerwährendes Bemühen ähnlicher Hervorbringung; hierin liegt der Grund der Schöpfung – der Beruf der Geschöpfe –, unsere Bestimmung.

Eckartshausen

Die Eigenschaft der Vollkommenheit und Harmonie schließt alles Unvollkommene aus und alles Disharmonische; daher liegt es in der Eigenschaft des höchsten Wesens, dass nur das Bestreben nach Harmonie zur höchsten Liebe – zu Gott – führen kann.

Eckartshausen

Was ist die größte Kunst? Und was ist am leichtesten? Die größte Kunst ist die Selbstbeherrschung, und am leichtesten ist, unsere Nächsten zu kritisieren.

E. Haich

Beim Betrachten dessen, was in einem Spiegel vor dir ist, denke an das, was dahinter ist.

Wu Wang

Sei von Eitelkeit frei wie das welke Blatt, das der Sturm vor sich hertreibt.

Ramakrishna

Es ist nicht um des Gatten willen, dass das Weib den Gatten liebt,
sondern es ist um des Selbst willen, dass es den Gatten liebt,
weil es das Selbst liebt.
Keiner liebt das Weib um des Weibes willen,
sondern weil er das Selbst liebt, liebt er das Weib.
Keiner liebt die Kinder um der Kinder willen,
sondern weil man das Selbst liebt, liebt man die Kinder.
Keinerlei liebt ein Ding um dieses Dinges willen,
sondern man liebt es um des Selbst willen.

Darum muss dieses Selbst gehört werden, bedacht werden, meditiert werden. Wenn dieses Selbst gehört worden ist, wenn dieses Selbst geschaut worden ist, wenn dieses Selbst verwirklicht worden ist, dann weißt du das alles!

Vedanta-Philosophie

Wenn du auf einer Flöte spielst, so musst du die Griffe lernen, die dir der Tonkünstler vorschreibt; um ein Lied harmonisch zu singen, so musst du deine Stimme nach der Note erhöhen oder herabstimmen, die geschrieben steht. Ebenso musst du zu Werke gehen, wenn du auf der großen Harmonika der Natur spielen willst: Ohne diese Regeln zu befolgen, wirst du ein elender Stümper, und der Weise wird seine Ohren vor dem Missklang verstopfen.

Eckartshausen

Die Bibel lehrt: »Liebe deinen Nächsten wie dich selbst.« Das bedeutet, dass du zuerst dich lieben – und dir selbst verzeihen – können musst, um deinen Nächsten richtig lieben zu können!

E. Haich

Sag an, wo wächst der Same
Des Krauts »Vergesslichkeit«?
Er wächst in jenen Herzen,
Wo Liebe nicht gedeiht.

Sosei Fu

Und wenn ich weissagen könnte und wüsste alle Geheimnisse und alle Erkenntnis und hätte allen Glauben, also dass ich Berge versetzte, und hätte der Liebe nicht, so wäre ich nichts!

1Kor 13,2

Ein neues Gebot gebe ich euch, dass ihr euch untereinander liebet, wie ich euch geliebt habe, auf dass auch ihr einander lieb habet.

Joh 13,34

Weil die Liebe für Goethe die höchste Art des Geistes ist, so kann er Gott, als den Inbegriff alles Geistigen, nicht anders denken als die Fülle der Liebe.

Albert Schweitzer

Wir sehen die Liebe überall in der Natur. Alles, was in der Gesellschaft gut, groß, hoheitsvoll ist, kommt aus der Liebe; alles, das in der Gesellschaft böse, ja dämonisch ist, entsteht als Ergebnis irregeleiteter Liebesgefühle ... So offenbart sich die Liebe, diese glühende Sehnsucht zweier Wesen, eins zu werden, und vielleicht einmal die Sehnsucht aller Wesen, sich in ein einziges zu ergießen, allüberall, verschieden je nach den Umständen, mehr oder weniger rein, aber dennoch als die eine Liebe.

Vivekananda

Mensch, was du liebst, in das wirst du verwandelt werden. Gott wirst du, liebst du Gott, und Erde, liebst du Erde.

Angelus Silesius

In einem Zwiespalt zwischen dem Herzen und dem Verstand folge dem Herzen.

Vivekananda

Ausdehnung bedeutet Leben, Liebe ist Ausdehnung. Liebe ist somit das einzige Gesetz des Lebens. Wer liebt, der lebt.

Vivekananda

Nur dem Fröhlichen blüht der Baum des Lebens.

Ernst Moritz Arndt

Es kann und sollte Frömmigkeit in guter Laune geben; man kann und soll beschwerliche, aber notwendige Arbeit in guter Laune verrichten, ja selbst sterben in guter Laune: Denn alles verliert seinen Wert dadurch, dass es in übler Laune und mürrischer Stimmung begangen oder erlitten wird.

Kant

Samstag

Saturnkraft

Die abkühlende, zusammenziehende und versteifende Wirkung der Saturnkraft verursacht, dass es überhaupt Materie gibt, aber dieselbe Kraft gibt auch die Möglichkeit, aus der Materie zu erlösen. Denn nur durch Zusammenziehung – Konzentration – ist eine Vergeistigung möglich. Darum ist die Saturnkraft in der Bibel der Schlüssel, mit dem uns Petrus – der Fels – den Himmel öffnet oder schließt. Die Saturnkraft offenbart sich auf der irdischen wie auch auf der seelischen und geistigen Ebene. Härte und Festigkeit sind Eigenschaften der Materie wie auch des Menschen, der in seiner Seele hart oder fest sein kann. So offenbart sich die Saturnkraft als Zusammenziehung in Materialisation und Kristallisation auf der materiellen – als Sparsamkeit, Habgier oder Geiz auf der seelischen – und als Konzentration der Gedanken auf der geistigen Ebene. Saturn-Offenbarungen sind ferner Standhaftigkeit, Ausdauer, Treue, Entsagung und Askese, aber auch Vergänglichkeit und Tod.

Sei standhaft und entschlossen! Charakter bedeutet die Kristallisation unserer besten Eigenschaften. Der Ausdruck deiner wahren Natur, der Göttlichkeit, erfolgt durch die Beherrschung und Zusammenfassung deiner besten Kräfte.

Turyananda

Durch Standfestigkeit und Treue in dem gegenwärtigen Zustand ganz allein werden wir der höheren Stufe eines Folgenden wert und sie zu betreten fähig, es sei nun hier zeitlich oder dort ewig.

Goethe

Ein Beweis der Festigkeit des Geistes ist die Festigkeit des Blicks. Sobald der Geist sich festigt, wird auch der Blick fest. Die Unsicherheit in Blick und Bewegung verschwindet vollkommen.

Turyananda

Lerne Konzentration und wende sie in jeder Weise an. So verlierst du nichts. Wer das Ganze hat, hat auch die Teile.

Vivekananda

Das Geheimnis des außerordentlichen Menschen ist in den meisten Fällen nichts als Konsequenz, sei es in der Gottesliebe, in der Menschenliebe, in der Befolgung der richtig erfassten Ziele, im Streben nach Vollkommenheit.

Gillen

Der Yogi zieht in die Einsamkeit, weil er das Alleinsein zwischen den Menschen nicht mehr erträgt.

E. Haich

Wir leiden, weil wir von unserem Mittelpunkt entfernt sind. Wenn wir erkennen, wer wir sind und in den Mittelpunkt zurückkehren, fällt das Leiden von uns ab.

Brunton

Was heute wir wirken, schafft unsere Zukunft; wie der Schatten dem Körper, so folgt uns das Gesetz des Schicksals. Zwangsweise muss jeder selbst die Folgen seines Tuns tragen.

Padmasambhava

Allah behütet dein Kamel,
aber zuerst binde es an einen Baum.

Koran

Die Welt denkt, dass der Yogi ein Mann der Entsagung sei, der auf alles verzichtet, was das Leben bietet. Im Gegenteil! Der Yogi will das Allerhöchste, er will das Leben selbst – Gott selbst! Er verzichtet nur auf die vergänglichen Freuden und zieht die ewigen vor.

E. Haich

Im Entsagen wird man reif. Wer nicht entsagen lernt, hält nicht Schritt mit den Maßen seiner Jahre.

Der Templer

Den Yoga-Weg begeht jeder, dessen Tätigkeit mit Konzentration verbunden ist, weil diese das Bewusstsein erweitert.

E. Haich

Zwei Dinge sollst du meiden, oh Wanderer: die zwecklosen Wünsche und die übertriebene Kasteiung des Leibes.

Buddha

Die Wunschlosigkeit befreit uns vom Tod, denn sobald die Wünsche und Begierden uns nicht mehr in die materielle Welt herabziehen, hört für uns der Kreislauf von Geburt und Tod auf, und wir sind imstande, die ewige Freiheit des Geistes, frei von Raum und Zeit, genießen zu können.

E. Haich

Sogar in der Mitte des allergrößten Wirbelsturmes herrscht absolute Stille.

E. Haich

Alle weltlichen Dinge sind nur ein Traum im Frühling. Betrachte den Tod als Heimkehr.

Konfuzius

Als du auf diese Welt kamst, oh Mensch, hat sich die Welt gefreut, und du hast geweint. Jetzt gebrauche deine Zeit so, dass, wenn die Stunde schlägt und du die Welt verlässt, sie weinen wird und du mit Freude weggehen kannst.

Tulsi

Der aus eigener Kraft Herr über sich selbst wird, ist wie der Polarstern, er bewegt sich nicht, und das All kreist um ihn herum.

Konfuzius

Der Mensch ist verliebt in die Fessel der Geburt, und daher ist er auch in der entsprechenden Fessel des Todes gefangen. In diesen Ketten verlangt er nach vollendeter Erfüllung seines Selbst.

Aurobindo

Der Edle versteht es, auch Unglück mit Festigkeit und Würde zu tragen. Der Niedrigdenkende gerät durch Unglück aus der Fassung.

Konfuzius

Möge doch jede bessere, zarte Natur auch jene materielle Härte an sich ausbilden, die in dem Kampf mit den irdischen Mächten nun einmal unerlässlich ist.

Feuchtersleben

Ohne Sorgen kann kein Menschenleben sein, sondern mit Sorgen, oft sogar mit viel Sorgen sorgenlos zu leben, das ist die Lebenskunst, zu der wir erzogen werden sollen.

Hilty

Die Unveränderlichkeit in der Mitte ist es, was die Tugend bestimmt; ist es nicht sogar ihr Gipfel? Die Menschen verharren selten darin.

Kung Fu Tse

Nur das, was in Freiheit wahrhaft aus uns selbst kommt, hält die Seele wirklich und wahrhaft fest.

W. von Humboldt

Ausdauer ist eine Tochter der Kraft, Hartnäckigkeit eine Tochter der Schwäche.

Ebner-Eschenbach

Starke Menschen bleiben ihrer Natur treu, mag das Schicksal sie auch in schlechte Lebenslagen bringen, ihr Charakter bleibt fest, und ihr Sinn wird niemals schwankend. Über solche Menschen kann das Schicksal keine Gewalt bekommen.

Macchiavelli

Charakterfestigkeit heißt, die Wirkung der anderen auf sich selbst erprobt zu haben; also sind dazu die anderen nötig.

Stendhal

Standhaft ist, wer an seinem Platz verharrt; wahrhaft lebt, wer im Tod besteht.

Laotse

Doch der ist weder unklug noch beschränkt, der nach dem Irrtum sich vom Fall erhebt, anstatt im Unrecht trotzig zu verharren.

Sophokles

Was soll der Reichtum bei einem Geizhalse, der schmutzig ist, schlechte Kleider trägt, immer nur ganz wenig essen mag und weit elender ist als ein Armer?

Ksemendra

Nicht gestillt wird die innere Gier durch Geld, so wenig wie der Durst durch Salzwasser. Das Leid der Geizigen ist ersichtlich noch größer als das Leid der Besitzlosen.

Ksemendra

Der Edle bleibt fest in der Not. Wenn der Gemeine in Not kommt, so wird er trotzig.

Konfuzius

Der wahre Mensch kennt nicht die Lust am Geborensein und nicht die Abscheu vor dem Sterben. Sein Eintritt in die Welt der Körperlichkeit war für ihn keine Freude, sein Eingang ins Jenseits war ohne Widerstreben.

Dsuang Dsi

Die Stärke des Charakters zeigt sich im Innehalten der rechten Mitte, und es gehört wesentlich zu ihr, dass sie die rechte Mitte zum Ziel hat. Das Unrechttun ist aber vielgestaltig.

Aristoteles

Wer wirklich die Beharrlichkeit besitzt, den Weg des Menschen zu gehen: Mag er auch töricht sein, er wird klar werden, mag er auch schwach sein, er wird stark werden.

Dsung Yung

Die Prüfungen, die uns treffen, dienen dazu, unseren Glauben zu festigen, uns wirklich zu läutern und die Schlacken auszuscheiden. Denn wenn wir sünderein sind, haftet die göttliche Einwirkung an der Welt.

Jehuda Halevi

Der Tod ist die Frage, welche die Natur beständig dem Leben stellt, und ihre Mahnung, dass es sich selbst noch nicht gefunden habe. Wäre das Leben nicht vom Tode umstellt, so verharrte die Kreatur für immer in irgendeiner unvollkommenen Lebensform. Vom Tode verfolgt, erwacht sie zur Idee des vollkommenen Lebens und sucht nach seinen Bedingungen und Möglichkeiten.

Aurobindo

Nach außen gerichteten Begierden laufen die Toren nach und fallen in die geöffnete Schlinge des Todes. Aber die Weisen, welche die Unsterblichkeit erkannt haben als das Bleibende inmitten der wandelbaren Dinge, haben hiernach kein Verlangen mehr.

Upanishaden

Sparsamkeit macht den Menschen unabhängig. Geiz macht aus dem Menschen einen Sklaven.

E. Haich

Die Vergeltung für Gut und Böse ist wie der Schatten, der dem Körper folgt.

China

Was durch das Zeugen erzeugt wird, ist der Tod. Aber das, wodurch das Zeugen zum Zeugen wird, ist noch nie zu Ende gekommen. Was durch das Gestalten gestaltet wird, ist die Masse. Aber das, wodurch das Gestalten zum Gestalten wird, ist noch nie ins Dasein getreten.

Liä Dsi: Das wahre Buch

Die Trennung vom Leibe gilt den Wissenden nicht als Tod.

Mahabharata

Der gewöhnliche Sterbliche, mit seiner Seele allen Sinnen unterworfen und mit schwankender Erinnerung begabt, geht, durch Verrat an seinem Selbst, in den Tod.

Mahabharata

Der Tod steht heute vor mir, wie wenn jemand sein Haus wiederzusehen wünscht, nachdem er viele Jahre in Gefangenschaft verbracht hat.

Ägypten

Zwei Arten Menschen quälen sich umsonst und mühen sich vergebens: Wer Geld sammelt und es nicht verzehrt und wer Wissen erwarb und es nicht anwendet.

Demokrit

Das Geld des Geizigen, das Unbehagen, Mühsal, Durst, Verblendung und Schlaflosigkeit verursacht, ist kein Geld, sondern eine Krankheit des Herzens.

Ksemendra

Zeit und Raum, die zwei großen Balken, auf denen unser Geist gekreuzigt ist, können wir nur durch Konzentration überwinden.

E. Haich

Leben ist Bewegung, Veränderung, Umwandlung; Versteifung ist Tod.

E. Haich

Denn wo ihr nach dem Fleisch lebet, so werdet ihr sterben müssen; wo ihr aber durch den Geist des Fleisches Geschäfte tötet, so werdet ihr leben.

Röm 8,13

Aber fleischlich gesinnt sein ist der Tod, und geistlich gesinnt sein ist Leben und Friede.

Röm 8,6

Zu Finsternis verdammt ist, wer sich dem Leben in der Welt verschreibt, zu größerer Finsternis noch, wer einzig der Andacht sich hingibt.

Wer irdische Dingen nur lebt, hat anderes zu erwarten als einer, der nur der Andacht sich widmet, so lehren uns die Weisen.
Wer aber beides verbindet, das Weltliche mit dem Leben der Andacht, überwindet durch das Leben in der Welt den Tod und erlangt Unsterblichkeit durch Andacht.

Upanishaden

... So ist zum Beispiel der Tod nichts Schreckliches, sondern die Meinung von dem Tode, dass er etwas Schreckliches sei, das ist das Schreckliche.

Epiktet

... niemand weiß vom Tode auch nur, ob er nicht der Güter Größtes ist; sie fürchten ihn aber, als wüssten sie gewiss, dass er der Übel Größtes ist.

Platon

Starre nicht auf den Ablauf der Zeit, fülle sie mit Arbeit aus, und du wirst keinen Grund haben, über den Verlust von Lebenszeit zu klagen.

Petrarca

Wer keine Zeit hat, hat auch keine Ewigkeit.

Altes Sprichwort

Zusammenziehung bedeutet Tod. Selbstsucht ist Zusammenziehung. Wer selbstsüchtig ist, stirbt.

Vivekananda

Um Erfolg zu haben, musst du eine ungeheure Ausdauer besitzen.

Vivekananda

Man selbst muss ausdauernder sein als die Schwierigkeiten – es gibt keinen anderen Ausweg.

Aurobindo

Yoga und Schicksal

Eine der ältesten Sprachen der Menschheit ist Sanskrit. Diese sonderbare Sprache ist nicht nur deshalb eine Ursprache, weil unsere Ahnen sie schon seit undenklichen Zeiten gebraucht haben, sondern auch deshalb, weil sie nicht die Wirkungen, sondern die Ursachen, nicht das Geschaffene, sondern dessen Erzeuger benennt. Da aber auf der materiellen Ebene, in der Welt der Offenbarungen, unzählige Wirkungen ein und dieselbe Ursache haben können, so hat auch jeder Sanskrit-Ausdruck so viele Bedeutungen wie die benannte Ursache Wirkungen hat.

Zum Beispiel bedeutet das Sanskrit-Wort »Karma« »Individualität«, »Charakter«, aber auch »Handlung«, »Tat« und auch »Schicksal«. Denn dieselbe Ursache, die den Charakter eines Lebewesens ausgeprägt hat, bewirkt seine Taten und die rückwirkenden Formen seiner Taten – sein Schicksal.

Dieses einzige Sanskrit-Wort drückt die tiefe Wahrheit aus, dass die Individualität selbst ihr Schicksal durch ihre Taten aufbaut, folglich ist das Schicksal immer das genaue Spiegelbild der Individualität.

Auf der höchsten Entwicklungsstufe hier auf Erden steht der Mensch. Sein entwickelter Verstand, sein Denkvermögen und dessen unmittelbare Offenbarung, die Sprache, stellt ihn über alle anderen Lebewesen. Um die Individualität oder den Charakter kennenzulernen, genügt es aber nicht, einfach jemandes Sprache anzuhören. Das Wort ist ein zweischneidiges Schwert, auf der einen Seite dient es der Wahrheit, auf der anderen Seite der Lüge. Das Reden kann wahr oder unwahr sein, der Prüfstein des Charakters ist immer die Tat! Das Wort ohne Tat bleibt leeres Wort, aber die Tat bedarf nicht des Wortes, um den Charakter einer Individualität zu zeigen. Das Tier dient dazu als Beispiel.

Das Tier kann nicht sprechen, und doch erkennen wir, wie beim Menschen, seinen Charakter. Jede Tiergattung weist besondere Charakterzüge auf. Aber auch die Untergattungen unterscheiden sich charakterlich voneinander, und sogar jedes einzelne Tier hat eigene, einmalige Charaktermerkmale. So hat zum Beispiel der Hund einen ganz anderen Gattungscharakter als die Katze. Aber auch beim Hund finden wir bedeutende Unterschiede in seinen eigenen Untergattungen. Nehmen wir als Beispiel den Wolfshund, den Dackel, den Pudel und die Bulldogge. Im ernsten Wesen des Wolfshundes würden wir umsonst die humorvolle und schlaue Natur des Dackels suchen. Die blitzartige Auffassungsgabe und die Anpassungsfähigkeit unterscheidet wiederum den Pudel von der hartnäckigen, verbissenen und aggressiven Bulldogge. Wenn wir zwei Hunde von derselben Rasse miteinander vergleichen, finden wir weitere Unterschiede. Jeder Hundebesitzer weiß, dass es so einen Hund, wie den seinen, nicht noch einmal gibt. So erkennen wir, dass jedes Tier, jedes Lebewesen im Grunde genommen in seinem Charakter eine einzigartige, einmalige Erscheinung ist. Der Charakter ist unabhängig vom Verstand und dessen Offenbarung, der Sprache. Der Mensch, der die Sprache beherrscht, und das Tier, welches nicht sprechen kann, haben beide Charakter und Individualität. Der Unterschied ist nur, dass das Tier sich seiner selbst nicht bewusst wird – sich selbst nicht erkennen kann, während es dem Menschen mit seinem entwickelten Verstand gegeben ist, sich auf sich selbst zu besinnen, seine Eigenschaften, wie auch den eigenen Charakter zu erkennen und zu erfassen und infolgedessen sich selbst zu beurteilen. Diese Fähigkeit gibt ihm die Möglichkeit, Herr seines Selbst und auch Herr seines Schicksals zu werden.

Der Mensch kann sowohl sich selbst und sein Leben als auch seine Mitmenschen und deren Leben beobachten und dadurch sein eigenes Schicksal mit dem Schicksal anderer vergleichen. Dabei wird er bemerken, mit wie auffallender Gesetzmäßigkeit ähnliche Menschen ein ähnliches Schicksal haben. Wenn er die Beobachtungen fortsetzt, erkennt er, dass das Individuum die Wendungen seines Schicksals selbst verursacht, und so entdeckt er allmählich das Geheimnis der Zusammenhänge. Er entdeckt die Wahrheit, die von den Weisen des Ostens das Gesetz des Karmas genannt wird. Dieses Gesetz lautet: Wie der Charakter, so das Schicksal!

Die Triebfeder des Schicksals ist der Mensch selbst, und wenn er sein Los ändern will, muss er zuerst seinen Charakter ändern. Der Mensch, welcher Sklave seiner niedrigen Natur, seiner Triebe ist, wird auch Sklave seines Schicksals sein. Wenn sich jemand blind den Naturkräften, die in ihm wirken, hingibt, dann wird ihn das Schicksal auch blindlings hin und her werfen. Wer aber die geheimen Triebfedern seines Loses erkennt, dem öffnet sich der Weg zur Freiheit: Wer seines Selbstes Herr wird, wird auch Herr über sein eigenes Schicksal!

Hierzu ist nur der bewusst handelnde Mensch fähig! Um diese Stufe zu erreichen, muss der Mensch zuerst den langen Weg beschreiten, der ihn aus dem triebhaften, primitiven Zustand, in welchem er nichts anderes als ein Tier plus Verstand ist, zum bewussten, hoch entwickelten Menschen werden lässt.

Der primitive Urmensch entwickelte sich während Jahrtausenden, bis er die Stufe erreichte, auf welcher er seinen Verstand bewusst gebrauchen lernte. Sein ganzes Wesen ist jedoch noch von den zwei großen Naturtrieben – dem Selbsterhaltungs- und dem Fortpflanzungstrieb – erfüllt. Also stellt er seinen Verstand in den Dienst dieser Triebe und gebraucht seine neu erworbenen Fähigkeiten, um seine sinnlichen Wünsche zu befriedigen und sein Leben genussreicher zu gestalten.

Wenn der Mensch etwas will, so erzeugt die Anspannung des Willens in seinem Verstand Gedanken, und daraus entsteht die Tat. Nichts können wir aber tun, ohne eine Kette von Geschehnissen in Bewegung zu setzen. Kein Wort können wir aussprechen, keine einzige Gebärde ausführen, ohne dass es Folgen hätte. Wir haben schon längst die Handlung, die eine Kette von Geschehnissen hervorrief, vergessen, wenn die Wellen in Zeit und Raum noch immer weiterlaufen, neue Handlungen, neue Folgenverkettungen erzeugen, bis ins Unendliche, bis in alle Ewigkeit.

Wenn ich einen Stein in einen Teich werfe, breiten sich Wellenringe aus und laufen auf der Wasseroberfläche in jeder Richtung weiter. Der Stein liegt schon lange auf dem Grund des Teiches, während die von ihm hervorgerufenen Wasserringe noch immer in Bewegung sind. Genauso laufen die Folgen unserer Handlungen in jeder Richtung weiter, unendliche Verkettungen bildend, bis sie schließlich zu uns in Form von Schicksalswendungen zurückkehren. Wir können uns aber meistens nicht mehr erinnern, welche Handlungen diese Schicksalswendungen hervorgerufen haben. Nur eines steht fest: Genau von derselben Art, wie die Anfangshandlung war, wird auch die zurückkehrende Folge sein. Dasselbe Gesetz wirkt überall. Wenn ich mit meiner Faust auf den Tisch schlage, wird der Tisch, ohne sich zu bewegen, genauso stark auf meine Hand zurückschlagen. Den Schlag, den ich bekomme, habe ich selbst mit meinem eigenen Schlag verursacht. Dasselbe Gesetz wirkt im Schicksal: Wenn ich anderen mit selbstsüchtigen Handlungen Schmerz bereite, so wird es mich genauso schmerzvoll wieder treffen. Aber wenn ich selbstlos handele, wird das Schicksal mit mir auch so selbstlos sein und mich beschenken dort und dann, wo ich es am wenigsten erwarte.

Der Unwissende, eng begrenzte, nur seinen Trieben lebende Mensch ist in seiner Denkweise, in seinem Handeln und Tun selbstsüchtig, also ist seine Berührung mit der Außenwelt durch Mangel an Mitgefühl abstoßend und isolierend. Natürlich wird auch sein Schicksal ihm gegenüber genauso sein. Der Egoismus, den er ausstrahlt, füllt die Atmosphäre um ihn herum mit Energien, deren Rückwirkung ihm eine Reihe von Leiden und Schmerzen bringt. Die Leiden peitschen ihn dann so lange, bis ihn endlich der Selbsterhaltungstrieb zwingt, sich davon zu befreien. Leider aber häuft der Mensch auch hier Fehler auf Fehler, da er die Befreiung meistens nicht dort sucht, wo er sie einzig finden könnte – in sich selbst. Stattdessen klagt er über die äußeren Umstände und will diese ändern. Das Resultat wird immer Misserfolg sein, und durch neuerdings verfehltes Tun wird er ein Opfer neuer Leiden, neuer Schmerzen, bis er sich besinnt und erkennt, dass er selbst die Triebfeder seines Schicksals war. Also muss er sich selbst wandeln und nicht die Außenwelt. Solange er die Außenwelt und nicht sich selbst ändern will, ist alles umsonst.

Die Leiden erwecken aber im Menschen nicht nur den Wunsch nach Freiheit, sondern auch Mitgefühl seinen Mitmenschen gegenüber. Denn er lernt aus eigener Erfahrung, was Leiden ist, und wird daher auch die Leiden anderer verstehen. So wird in ihm das Verständnis geboren. Und das ist der erste Schritt zur Selbstlosigkeit!

Dann geht das Leben weiter. Der Mensch leidet und sammelt weitere Erfahrungen. Nach und nach vom Wunsch nach Befreiung erfüllt, bemerkt er die sich immer wiederholenden Gesetzmäßigkeiten und lernt die Zusammenhänge verstehen, dass das Gute Gutes, das Schlechte aber Schlechtes nach sich zieht und die Sünde die Strafe in sich trägt. So wie seine Einsicht wächst, wächst auch das Mitgefühl für seine Mitmenschen, immer öfter wird er aus Verständnis handeln, bis schließlich sein Herz sich langsam erwärmt und in ihm die Liebe geboren wird.

Das ist aber nicht jene Liebe, die die Menschen im Allgemeinen so nennen. Die Menschen glauben, es sei Liebe, wenn ihnen die Persönlichkeit eines Menschen angenehm ist und sie deshalb von ihm Besitz ergreifen wollen. Unter dem Vorwand der »Liebe« terrorisieren sie dann die heiß geliebte Person, nehmen ihr die Freiheit, das Selbstbestimmungsrecht und wollen, dass sie sich in einen folgsamen Automaten verwandele. Diesen Menschen wird nichts einfallen, was dem anderen angenehm wäre, sondern sie zwingen ihren Willen dem anderen auf in der Überzeugung, dass sie »aus Liebe« handeln. Wie oft sehen wir Eheleute oder Eltern, die behaupten, nur für ihre Angehörigen zu leben, aber wenn wir sie näher beobachten, stellt es sich heraus, dass die Sache umgekehrt ist: Von jenen erwarten sie, dass sie ganz für sie und um ihretwillen leben, dass alles sich um sie drehe, und es fällt ihnen gar nicht ein, dass ihre Angehörigen auch ihre Individualität haben, sich eventuell etwas anderes wünschen und etwas anderes nötig hätten, um glücklich zu sein, als das, was sie ihnen vorschreiben. Solche Menschen sprechen dann oft aufgebracht von der Verständnislosigkeit der anderen Menschen und von der Undankbarkeit der Kinder, weil ihre Familienmitglieder vor ihnen flüchten, und sie denken gar nicht daran, dass sie Verständnis, Liebe und Dankbarkeit auch nur gefordert, aber nie gegeben haben.

Demjenigen, der aus wahrer, auf Verständnis gegründeter Liebe handelt, wird das Schicksal, wie in allem, auch hier dasselbe zurückzahlen. Vergessen wir nicht, dass wir immer die von uns ausgestrahlten Kräfte zurückbekommen. Wenn auf uns bezügliche Gedanken in dem Gehirn von Menschen entstehen, die unser Schicksal lenken – ob es nun gute oder schlechte Gedanken sind – und sie danach handeln, dann werden eben die von uns ausgestrahlten Kräfte durch Taten verwirklicht, und sie werden unser Schicksal bestimmen. Die Gedanken entstehen nicht von selbst, sondern unsichtbare Kräfte und Energien lassen sie keimen und führen sie weiter. Manchmal genügt ein wenig Wohlwollen, selbst wenn wir es schon vor langer Zeit gezeigt haben, damit es im gegebenen Moment, von einem anderen Gehirn gedacht, von einem anderen Mund ausgesprochen, durch eine Tat verwirklicht, zu uns zurückkehrt und unser Los zu unseren Gunsten wendet. Deshalb müssen wir auf jeden unserer Gedanken, auf jedes unserer Worte und auf alle unsere Taten achten. Wenn in unserem Gehirn ein schlechter Gedanke entsteht, forschen wir nach, woher er stammt. Verwirklichen wir ihn nicht dadurch, dass wir ihn weiterspinnen und ihn so zur Tat werden lassen! Denken wir an niemanden mit feindlichen Gefühlen, denn alles kehrt zu uns zurück! Dasselbe gilt auch in Bezug auf unsere Person. Denken wir nicht an Krankheiten, denn wir schwächen dadurch unsere Widerstandsfähigkeit und leisten der Krankheit Vorschub. Noch weniger dürfen wir über Krankheiten sprechen und an unserem Körper jene Teile zeigen, an denen man einen Bekannten oder Freund operiert hat oder wo jemand eine Geschwulst oder dergleichen gehabt hat. Zeigen wir auch nicht auf uns, wenn eventuell jemand durch einen Unfall ein Bein verloren hat. Wir geben dadurch der Krankheit, den Unfallmöglichkeiten Energien und beschwören Dinge auf uns herab, die wir uns niemals wünschen. Sprechen wir über Gesundheit, Kraft und Fröhlichkeit, erfüllen wir die Luft um uns her mit Frohsinn, dann wird auch unser Los ein frohes sein!

Die Menschen aber sprechen immerwährend von Katastrophen, sie klagen und jammern fortdauernd, anstatt tatsächlich das Übel zu bekämpfen. So füllen sie nur die Atmosphäre mit negativen Kräften, die unerbittlich zurückschlagen. Wann, das hängt davon ab, wie groß die Stoßkraft der Energien war, welche man in Bewegung gesetzt hat.

Der primitive Mensch, der auf einer niedrigen Stufe der Entwicklung steht, ist isoliert und in der Materie verwurzelt. So bewegen sich die von ihm aufgebotenen Kräfte auch langsam und schwerfällig. Je höher jemand auf der Entwicklungsleiter steht, desto stärkere, durchdringendere Energien setzt er in Bewegung, und so kehren die Wirkungen seiner Taten auch mit Blitzesschnelle zurück. Wie oft hören wir Menschen sich beklagen: »Mich verfolgt wirklich das Schicksal. Ich pflege nie zu lügen, sobald ich aber nur einmal in einer Zwangslage eine ganz winzige Lüge sage, sofort erwischt man mich. Da ist dagegen dieser charakterlose XY, der lügt fortwährend, aber dem gelingt es immer, unentdeckt zu bleiben, und er braucht sich nicht so zu schämen wie ich!«

Derjenige, der so klagt, soll sich freuen, denn das beweist, dass er Kraftströme von hoher Spannung bewegt, welche ihre Bahn blitzschnell durchkreisen und in kürzester Zeit zu ihm zurückkehren. Auch zu dem anderen werden mit der Zeit die negativen Energien, die er gebrauchte, zurückkehren, dann aber wird ihn alles Unangenehme um so stärker treffen. Beobachten wir nur, und wir werden erfahren, dass es so ist!

Dennoch halten die Menschen an ihrer Blindheit fest, und wenn das Gesetz des Karma sich sonnenklar offenbart, dann sagen sie einfach: »Es ist ein Zufall!« Was aber ist ein Zufall? Etwas, was einem zufällt, ohne dass man es vorausgesehen oder erwartet hätte. Aber nur, weil wir oder ein anderer es nicht im Voraus wissen konnten, sollte dieses Geschehen nicht seine Ursache haben, die es als Wirkung auslöste? Haben denn nicht alle jene Geschehnisse, deren Zusammenwirken dieses Zufällige verursachte, eine vorausgegangene Ursache? Gibt es denn überhaupt ein Geschehnis ohne Ursache?

Die Taten der unzähligen Lebewesen und deren Wirkungen sind untrennbar miteinander verflochten, zusammengefügt wie das Räderwerk einer Uhr. So entsteht das gemeinsame Schicksal einer Familie, Menschengruppe, Nation, sogar eines ganzen Erdteiles. Aber genauso wie in einem großen Körper jede Zelle gleichzeitig ein allgemeines, aber auch ein individuelles Los hat, so hat auch jeder Mensch in dem Schicksal der Familien, Nationen oder Erdteile sein individuelles Los. Wir konnten oft in den Weltkriegen beobachten, wie das individuelle Schicksal mit dem Los einer Familie, eines Hauses oder einer Stadt verknüpft war, und dennoch wurden manche aus einer allgemeinen Katastrophe wie durch ein Wunder gerettet. Welche Macht greift hier ein, um diese Wunder zu vollbringen? Es ist die Gesamtheit unserer bisherigen Taten, das Resultat der durch uns in Bewegung gesetzten Kräfte! Diesen kann nichts und niemand widerstehen! Eine abgeschossene Kugel kann eine im Schicksal verborgene Kraft von ihrem Wege abbringen, vielleicht dadurch, dass diese Kraft in der Hand des Zielenden eine unvorhergesehene Bewegung – einen Nervenreflex – verursacht, nur ein unsichtbares Zittern, und die uns bestimmte Kugel saust an uns vorbei.

Es kann nur jemand getötet werden, wenn er das Schicksal des Getötetwerdens in sich trägt. Des Mörders und seines Opfers Wege kreuzen sich unvermeidlich; die beiden fühlen sich unwiderstehlich zueinander getrieben, bis zu dem Moment, da sich die Kräfte entfesseln, die im Schoße des Schicksals schlummern: Dann wird der Mord vollbracht. Genauso treffen sich der Retter und derjenige, in dessen Los der Same der Rettung gesät wurde. Nichts beruht auf Zufall, alles ist das Resultat vorausgegangener Taten! Vergessen wir es nie, und denken wir bei jeder neuen Tat daran, dass diese zu uns zurückgelangen wird, und vollbringen wir sie nur dann, wenn wir geneigt sind, dieselbe auf uns zu nehmen. »Was du nicht willst, das man dir tu, das füg auch keinem andern zu« – sagt der alte Spruch und trägt in sich das unausgesprochene Gesetz: Denn es kehrt zu dir zurück …

Wenn wir im Leben mit offenen Augen beobachten, können wir unzählige Male sehen, wie willig das Schicksal den individuellen Eigenschaften gehorcht. Bei gemeinsamen Schicksalsschlägen ist es besonders auffallend, wie dasselbe Ereignis den einen Menschen zugrunde richtet, den anderen aber nicht einmal ins Wanken bringt. Auch wenn er eventuell genauso alles verloren hat wie der Erste, so wird er doch in kürzester Zeit wieder aufrecht stehen und noch anderen helfen können. Dies sind die positiven Menschen, die nicht von außen her Hilfe erwarten, sondern, an sich selbst glaubend, straff die Zügel fassen, alle ihre Kräfte zusammennehmen und so lange kämpfen, bis das Schicksal ihnen die Früchte all des ausgestreuten, aufgekeimten Samens in den Schoß legt. Dies ist genau so wie das Märchen von den beiden Fröschen:

Zwei Frösche wandern bei Sonnenuntergang nebeneinander auf der Landstraße. Sie plaudern miteinander: »Weißt du, mein Freund«, sagt der eine, »das möchte ich wenigstens einmal erleben, dass ich so viel Milch trinken könnte, wie ich nur aufnehmen kann. Das ist der Wunsch meiner Wünsche.« – »So ist es«, antwortet der andere, »auch ich sehne mich danach, das ist mein größter Wunschtraum.«

Langsam gehen sie weiter im größten Einverständnis, als sie unerwartet vor ein Bauernhaus gelangen, und siehe da! – Vor der Tür stehen zwei mit frischer Milch gefüllte Kannen. »Hei«, quakt der eine laut, »der Himmel hat unseren Wunsch erfüllt. Rasch! Springe in die eine, ich in die andere Kanne, und so trinken wir!«

Sie springen hinein, gierig schürfen sie die Milch. Sie trinken und trinken ... endlich scheint es genug zu sein. Der eine Frosch ruft dem anderen zu: »Ich habe schon genug, es wäre besser aufzuhören, aber ich kann nicht aus der Kanne heraus. Was sollen wir tun?«

»Auch ich habe schon genug«, antwortet der andere, »auch ich kann nicht aus der Kanne herausklettern. Es bleibt uns nichts anderes übrig als weiterzutrinken, damit die Milch abnimmt.«

Sie trinken weiter und trinken ... und trinken ... Dann fängt der eine wieder an: »Du, ich kann wirklich nicht mehr, ich ertrinke!«

»Jammere nicht«, brüllt der andere zornig zurück, »verschlinge weiter so viel du kannst.« Von Neuem trinken sie die Milch, bis der eine wieder hinüberruft: »Weiter geht es nicht mehr, Gott sei mit dir, ich gebe es auf ...«

»Ich nicht!«, brüllt der andere ... dann wird es still, und die Nacht senkt sich nieder. Am anderen Tag erhebt sich die Sonne, und was sieht sie? Zwei Milchkannen stehen nebeneinander, in der einen schwimmt auf der Milch, mit dem Bauch nach oben, ein toter Frosch, auf der anderen schwimmt ein Stück Butter, und darauf, freudig zwinkernd, sitzt der andere Frosch ...

Diese kleine Erzählung zeigt uns, wie Lebewesen – unter vollkommen gleichen Verhältnissen aufgewachsen, auch äußerlich ganz gleich – aus denselben Geschehnissen ein absolut entgegengesetztes Schicksal aufbauen können. Der eine den Untergang, der andere den Sieg, jeder nach seiner Individualität. Glauben Sie mir, es gibt kein noch so sehr ersehntes Glück, in dem sich nicht eine Gefahr verstecken würde. Aber es gibt keine Gefahr, aus der es nicht eine Fluchtmöglichkeit gäbe, keine Gefahr, aus der der Mensch nicht einen Gewinn ziehen könnte, wenn er seinen eigenen Kräften vertraut und weiß, dass er geschaffen wurde, um Herr seines Schicksals zu werden! Der Weg hierzu ist: Selbsterkenntnis, Selbsterziehung und Selbstbeherrschung!

Im Osten heißt dieser Weg: Yoga!

Beginnen wir bei der Selbsterkenntnis.

Unsere Arbeit wird nicht nur nützlich, sondern außerordentlich interessant sein. Die meisten Menschen glauben, sich selbst zu kennen. Wenn wir aber das Bild, das sich ein Mensch von sich selber macht, mit den Bildern vergleichen könnten, die seine Mitmenschen, wie zum Beispiel sein Ehepartner, seine Verwandten und Bekannten, von ihm in sich tragen, so würden wir kaum eine Ähnlichkeit zwischen den beiden Bildern finden. Einen Menschen gut und objektiv kennenzulernen, ist auch dann eine schwere Aufgabe, wenn es sich nicht um uns selbst handelt, sondern um einen anderen, den wir sehen und beobachten können, sogar in Momenten, wenn er es nicht weiß. Aber wie viel schwerer ist es, sich selbst kennenzulernen, da man sich nicht einmal sehen und sich nie unbemerkt beobachten kann. In den Spiegel schauen wir mit einem ganz anderen Ausdruck als dem, den unsere Mitmenschen an uns sehen. Sicher kennen viele die sonderbare Überraschung, die man empfindet, wenn man sich in einem Spiegel erblickt, von dem man von vornherein nicht wusste, dass es ein Spiegel war, und man den Nahenden für einen Fremden hält. Oder wie betroffen sind wir, wenn wir uns das erste Mal in einem Film sehen oder uns das erste Mal auf einer Schallplatte hören. Der Mensch wundert sich: »Bin ich das?«

Wenn wir den Weg des YOGA betreten und beginnen, uns bewusst zu beobachten, werden wir eine Reihe von Überraschungen erleben. Wir müssen damit anfangen, den Gesichtsausdruck zu beobachten, mit dem wir umhergehen, welche Kraft wir in unseren Gesichtsmuskeln verspüren, wie weit wir den Mund öffnen, wenn wir reden oder wenn wir lachen. Besonders: Wie wir lachen! Das Lachen ist der Prüfstein, der Spiegel unserer Individualität. Dann müssen wir beobachten, ob wir keine Glotzaugen machen, ob wir nicht viel blinzeln oder zwinkern, welche Bewegungen wir mit Händen und Füßen oder mit dem Kopf, dem Hals, den Schultern machen. Wir beobachten auch andere, um vergleichen zu können, und wir werden erfahren, wie viele überflüssige Bewegungen die meisten Menschen machen und wie wenig sie wissen, was Hände, Füße und Gesichtsmuskeln unkontrolliert treiben. Wenn sie jemanden von ihrem Recht überzeugen wollen, vergeuden sie eine Menge Energie dadurch, dass sie mit Händen und Füßen gestikulieren, nicht ahnend, dass sie viel mehr Energie ausstrahlen könnten und ihre Wirkung viel suggestiver sein würde, wenn sie dem Körper vollkommene Ruhe gebieten und – in sich selbst gesammelt – alle ihre Kräfte auf ihre Gedanken konzentrieren würden. Das ist aber nicht nur Selbsterkenntnis, sondern bereits Selbstkontrolle. Wenn wir uns zu beobachten beginnen, wenn wir uns keinen Augenblick vergessen, dann wird die Selbstdisziplin uns von selbst als ein Geschenk in den Schoß fallen. Das ist ganz natürlich! Wer hätte zum Beispiel Lust, noch weiter mit den Augen zu glotzen oder mit weit geöffnetem Mund zu lachen, wenn er einmal bemerkt hat, dass er es tut und weiß, wie unangenehm es wirkt. Im Augenblick, da wir bemerken, dass unsere Bewegungen überflüssig oder unschön sind, stellen wir sie ein, teilweise aus Eitelkeit, aber auch aus Pflichtgefühl. Denn es ist unsere Pflicht, unseren Mitmenschen, so weit wie möglich, einen angenehmen Anblick zu bieten. Schon diese primitive Stufe der Selbstbeherrschung bringt die erste segensreiche Veränderung in unser Schicksal. Das erste positive Resultat: Man beginnt, uns mehr zu respektieren. In dem Maße, in dem unsere Selbstbeherrschung wächst, wächst auch unsere suggestive Kraft. Niemand kann sich dieser Wirkung entziehen.

Neben diesen positiven Resultaten werden wir auch bemerken, was uns alles nicht mehr passieren kann. Die ständige Selbstbeobachtung schließt jede zufällige Bewegung aus, also werden wir, wenn eingeladen, kein Glas umstoßen, kein Tischtuch beflecken und so die Hausfrau nicht verärgern. In der Straßenbahn, im Autobus werden wir immer an die richtige Stelle treten, dann gleiten wir nicht von dem Trittbrett, treten anderen nicht auf die Füße und folglich wird man uns auch nicht dafür schelten. Aber ich kann auch Streit vermeiden, indem ich keine Miene verziehe, wenn man mir auf den Fuß tritt. Und jetzt kommt das Schwierigere: Ich darf in mir nicht einmal etwas Böses denken! Denn die Gedanken sind geistige, alles durchdringende Energien, und sie kehren unfehlbar zu uns zurück! Das ist aber schon eine höhere Stufe der Selbstdisziplin, unsere Gedanken und Gefühle zu beherrschen. Hierzu führt uns allmählich unwillkürlich die körperliche Disziplin. Kann denn jemand, der seinen Körper und seine Bewegungen beherrscht, eine unkontrollierte Seele haben? Gewiss nicht! Die körperliche Disziplin stählt unseren Willen, die ständige Selbstbeobachtung führt uns in die hinter dem Bewusstsein liegende Welt. Wir lernen unsere Triebe kennen, die die heimlichsten Triebfedern unserer Taten sind, und auf einmal befinden wir uns in den geheimsten Kammern unserer Seele. Wir verstehen allmählich den engen Zusammenhang zwischen Seelenzustand und Gesichtsausdruck, Charakter, Körperhaltung und Gang, die leiseste Bewegung der Hände, der Füße, der Schrift und jeder kleinsten menschlichen

Offenbarung. Auf diesen Zusammenhang ist das System des Hatha-Yoga aufgebaut.

Hatha-Yoga gibt uns den Schlüssel zu der geheimen Nervenzentrale, in der das große Wunder sich vollzieht: Die Entstehung von Materie aus der Seele, aus den Gefühlen heraus. Bewusst können wir Zeuge sein, wie der Seelenzustand sich in eine körperliche Erscheinung umwandelt. Hier finden wir auch die Erklärung dafür, warum wir die Hatha-Yoga-Übungen mit geschlossenen Augen ausführen und unsere ganze Aufmerksamkeit nach innen richten müssen. Die Hatha-Yoga-Übungen scheinen dem äußerlich Beobachtenden reine Körperübungen zu sein, obschon ihre seelische Seite die wichtigere ist. Durch diese Übungen wecken wir in uns verschiedene Seelenzustände, und wir lernen sie beherrschen. Demjenigen, der die Yoga-Übungen ohne Konzentration ausführt, wird es nicht gelingen, über die Kräfte zu verfügen, die er durch Übungen weckt. Er kann körperliche Resultate erzielen, Heilung, Abnehmen, Zunehmen oder seine Muskeln stärken, aber er wird das wirkliche Ziel des Yoga nicht erreichen.

Der bewusst Übende wird erkennen, wie die erweckten Lebensenergien durch das Nervensystem strömen und in welchen Nervenzentren sich körperliche Energien in seelische umwandeln oder umgekehrt. Er wird auch verstehen, dass unser Schicksal nichts anderes ist als die Projektion unseres Selbst in die äußere Welt. Wir können das Steuerrad unseres Schicksals in unserer eigenen Hand halten.

Dies zu erkennen, wie auch das Geheimnis, das Steuerrad richtig zu gebrauchen, lehrt uns die Hohe Schule des Yoga.

Yoga und Selbstheilung

Von einem Geistestitanen der antiken medizinischen Wissenschaft stammt das bekannte lateinische Sprichwort: »Medicus curat – Natura sanat«, auf Deutsch: »Der Arzt kuriert – die Natur heilt.«

Gewiss! Die Natur heilt. Wenn ich aber mit der Natur eins werde, wenn ich mich folglich mit den gewaltigen Naturkräften identifiziere, so kann ich sagen: Die Natur bin Ich; und dann wird die Heilung Selbstheilung!

Das bedeutet, dass ich Herr über die Natur geworden bin, die Natur steht »unter meinem Joch«.

Das Wort Yoga bedeutet: Joch. Der Name jedes Yoga-Systems weist darauf hin, dass der Mensch irgendetwas unter das Joch seines Willens zwingt, das heißt, über etwas Macht gewinnt. Durch das System des Hatha-Yoga beugt der Mensch die Natur unter sein Joch.

In Indien widmeten Männer mit eisernem Willen ihr ganzes Leben der Erforschung aller Geheimnisse über Gesundheit, Krankheit, Leben und Tod! Sie begannen ihre Forschungen nicht von außen nach innen, sondern umgekehrt, von innen nach außen. Sie untersuchten nicht nur die äußeren Erscheinungen, sondern hauptsächlich »DEN«, »DER« die Quelle und Ursache dieser Erscheinungen ist – den Menschen selbst.

Hier mache ich meine lieben Leser darauf aufmerksam, dass ein wesentlicher Unterschied zwischen dem westlichen und dem östlichen Menschen darin besteht, dass der Mensch des Westens alles von außen her betrachtet und seinen Forschungen immer äußere Erscheinungen zugrunde liegen, während der Mensch des Ostens auf dem Wege des unmittelbaren Erlebens und der Identifizierung alles von innen her sieht, von innen her erforscht und von innen her beurteilt. Den Menschen zu erforschen, das bedeutet im Westen, dass man Tausende von Menschen beobachtet, die wahrgenommenen Erscheinungen registriert, nummeriert und summiert, dann daraus Folgerungen ableitet, Thesen aufstellt, darüber endlose Debatten führt, schließlich die alten Thesen umwirft, um wieder neue Thesen aufzustellen. Im Osten bedeutet die Erforschung des Menschen, dass der Mensch die Naturerscheinungen an sich selbst von innen und mittels seines eigenen Ichs beobachtet. Beide Methoden haben ihre Vorteile, doch das echte, das wahre Wesen der Dinge kann nur durch unmittelbares Erleben erkannt und verstanden werden. Die auf diese Art erkannten letzten Wahrheiten ändern sich aber nicht, wie auch der Mensch und die Natur, durch Äonen hindurch, sich nicht geändert haben, und jeder neu erleuchtete Mensch wird dieselben Wahrheiten verkünden, weil er sie aus eigener Erfahrung kennt.

Nur so ist es zu verstehen, dass sich auch die Thesen der indischen Heilkunde seit Jahrtausenden nicht geändert haben und ihre Wahrheiten durch die Entwicklung der westlichen Wissenschaft Schritt um Schritt bestätigt werden. Die bei Ausgrabungen zum Vorschein gekommenen Funde beweisen das ungeheure Wissen der brahmanischen Heiler. Seit Menschengedenken kannten sie schon die krankheitserregenden Bakterien. Sie kannten das Geheimnis, wie man gegen diese Bakterien immun werden kann. Sie kannten die kosmischen Strahlen und die Wirkungen der Strahlen und der Bewegungen der Weltkörper auf die Krankheiten, deren Häufigkeit und den Grad ihrer Schwere. Ihre Chirurgie stand auf einer sehr hohen Entwicklungsstufe. Mit ihren Operationen vollbrachten sie wahre Wunder. Mit Recht könnten meine westlichen Leser fragen: »Weshalb halten die Yogis und Ayurveda-Heiler ihr großes Wissen so geheim?« – Als Antwort erzähle ich eine von zahlreichen Begebenheiten, dann werden Sie es verstehen.

Es geschah an der medizinischen Universität in Kalkutta, dass ein indischer Yogi einem namhaften, auf sein Wissen sehr stolzen westlichen Professor erklärte, dass die beiden Krankheiten, die Malaria und die Filaria, mit dem Lauf und den Phasen des Mondes in Zusammenhang stehen und nur Menschen von diesen Krankheiten befallen werden, die auf Mond-Energien falsch reagieren. Die Menschen aber, bei denen diese Energien im Gleichgewicht stehen, werden von giftigen Mücken oder Moskitos umsonst gestochen, die Bazillen vermehren sich in ihrem Blut nicht, und sie werden überhaupt nicht krank. Der Gelehrte lachte überlegen, klopfte dem indischen Heiler gönnerhaft auf die Schulter und sagte: »Ist schon gut, mein Alter, am Ende glaube ich noch selbst, dass diese Krankheiten wie die Verliebten sind und gerne eine Mondscheinpartie machen …« Der Ayurveda-Meister entgegnete leise: »Bevor ich mich über etwas lustig mache, das ich nicht kenne, würde ich es erst einmal beobachten und prüfen …« Dann ging er und sprach nicht mehr zu den westlichen Menschen über die Mond- und über andere Energien, die in der Natur und in den Lebewesen wirken und auch unser Leben mitbestimmen. Dem Professor aber klang die Bemerkung des Ayurveda-Heilers später immer wieder in den Ohren, denn er musste oft beobachten, dass die Erfahrung dem Inder recht gab. Schon nach vier Jahren verkündete er die nun auch von ihm gefundene Wahrheit, welche wichtige Rolle die Ausstrahlung und der Weg des Mondes und auch der Weg anderer

Himmelskörper bei Epidemien und Krankheiten spielen! Die Inder aber, wie die Orientalen im Allgemeinen, wurden in den letzten drei Jahrhunderten überaus vorsichtig in ihren Mitteilungen. Sie wissen, wie gering unter den Menschen des Westens die Zahl jener ist, die sich die Mühe machen, an sich selbst etwas auszuprobieren. Ein einmaliges Erleben jedoch macht jede Erklärung vollkommen überflüssig. Ein Beispiel zur Erläuterung: Umsonst würde man Bände über den großen Genuss, den musikalischen Menschen gute Musik bereitet, für jemanden schreiben, der selbst nicht musikalisch ist und dies nicht in seinem eigenen Wesen erleben kann. Die Methode des Orientalen ist das Erleben. Mit dieser Methode begannen die indischen Yogis die Geheimnisse der Natur zu erforschen. Innen, in sich selbst, durch unmittelbares Erleben haben sie die verschiedenen Erscheinungen beobachtet und kennengelernt, und ihr unermüdliches Streben führte sie zum Ziel: Sie wurden erleuchtet. Vor ihnen lag ausgebreitet das Geheimnis des Seins. Sie verstanden sich selbst und verstanden folglich das ganze Universum. Sie sahen, erlebten und wurden identisch mit der letzten, der ursachelosen Ursache, mit dem Schöpfer selbst.

Der Mensch war von Anbeginn der Schöpfung dazu berufen, Herr über die Natur zu sein, da er durch seinen Verstand über der Natur steht. Die Natur folgt nur blinden Gesetzen, und wenn der Mensch diese Gesetze in sich selbst erkennt und erlebt, dann kann er sie seinem Willen unterordnen und sie bewusst steuern. Er kann die in der Natur wirkenden machtvollen schöpferischen, aber auch zerstörenden Kräfte lenken.

Die ersten Erleuchteten wussten, dass dieses Ziel für jeden Menschen erreichbar ist. Sie hatten Mitleid mit ihren noch in Unwissenheit ringenden Mitmenschen, und sie begannen diese zu belehren. So entstand die Lehre der Selbstbeherrschung. Den ersten großen Meistern folgten andere, die diese Wissenschaft noch weiter entwickelten, und so entstand allmählich eine in ihrem Wesen einmalige vollkommene Methode – der Hatha-Yoga.

Hatha-Yoga führt zur Natur zurück, beweist den engen Zusammenhang zwischen Leib und Seele, macht uns mit den heilenden und zerstörenden Kräften, die auch in Gräsern, Bäumen und Wurzeln wirken, bekannt und lehrt uns, Herr über die Gesundheit des Körpers und der Seele zu werden. In Indien wird Hatha-Yoga viel geübt, und Meister höheren Grades verfügen über erstaunliche Fähigkeiten. Sie können nach ihrem Willen die Herztätigkeit, die Funktion ihres Verdauungssystems sowie die Arbeit aller körperlichen Organe regulieren. Sie beherrschen vollkommen ihr Nervensystem, und in ihrer Seele weilt göttlicher Frieden. Wenn nicht schon unzählige westliche Forscher darüber geschrieben hätten, würde ich es nicht wagen zu erwähnen, dass in den Bergen Indiens auch heute noch siebenhundert bis achthundert Jahre alte Yogis leben. Ich weiß, dass es mir hier im Westen kaum jemand glauben wird, aber im Osten ist es allgemein bekannt, dass durch Hatha-Yoga eine Stufe erreicht werden kann, auf der es dem Menschen möglich ist, nach eigenem Willen sein Leben zu verlängern. Einem jungen Yogi-Schüler widerfuhr es, dass sein Schicksal ihn mit einem mehrere hundert Jahre alten großen Meister zusammenbrachte. Er beobachtete, wie der Meister von Zeit zu Zeit von einer eigenartig geformten Wurzel ein kleines Bröcklein gründlich kaute und den Saft schluckte. Er bat den Meister, ihm das Geheimnis dieser – wie er wusste – das Leben verlängernden Wurzel zu verraten. Der Meister schaute den Schüler lange mit seinen unergründlich tiefen, wunderbaren Augen an und sagte dann: »Wofür willst du es haben, mein Sohn? Das Leben wird nach den ersten achtzig Jahren hier auf Erden so langweilig, dass es eine große Aufgabe ist, jahrhundertelang hier zu leben, nur um die Generationen, die nach dir kommen, zu belehren. Das Wissen um dieses Geheimnis verpflichtet uns aber dazu. Wenn du achtzig Jahre alt sein wirst, dann komme wieder, und wenn du es dann noch willst, werde ich dich in die Geheimnisse dieser Pflanze einweihen.« Seither sind schon viele Jahre vergangen, der Yoga-Schüler ist noch weit davon entfernt, achtzig Jahre alt zu sein, und schon lange wünscht er nicht mehr, sein Leben zu verlängern. Er weiß, dass das Leben hier auf Erden bloß eine Schule ist, eine Möglichkeit, um Erfahrungen zu sammeln, und er weiß, dass der Tod überhaupt nicht existiert, nur ein ewiges Leben. Er begnügt sich damit, die ersten achtzig, eventuell hundert Jahre gesund und bei voller Kraft zu erleben! Das aber ist für jeden erreichbar, sogar hier im Westen! Man braucht nichts anderes als Willenskraft und Selbstbeherrschung. Der erste Schritt dazu ist Selbsterkenntnis.

Wer auf dem Wege des Yoga in der Selbsterkenntnis die ersten Schritte macht, wird bald entdecken, dass im Inneren des Menschen ein Wunder verborgen ist, eine Welt, die er bisher nicht kannte. Bisher sah er, wenn er in sich blickte, nur Finsternis, und deshalb ist es ihm gar nicht eingefallen, weitere Versuche zu unternehmen. Yoga zu üben bedeutet jedoch, unsere Aufmerksamkeit auf diese innere Finsternis zu richten und ausdauernd in sie hineinzuschauen. Wenn wir das tun, werden wir wahrnehmen, dass es in uns zu dämmern beginnt und eine Tür sich zu einer für uns vollkommen fremden Welt öffnet. Wer einmal in diese neue Welt hineinblickte, wird die Yoga-Übungen nicht mehr aufgeben. Der Weg zur Entdeckung ist so spannend und so interessant, dass er es kaum erwarten kann, nach seiner Tagespflicht die Übungen zu machen, um auf dem Wege des Yoga vorwärtszukommen. Er findet auf seiner Entdeckungsreise eigenartige Dinge: Wände, die er einfach durchdringen kann, wenn er sich vollkommen auf sie konzentriert. Er bemerkt, dass er vor jener Wand steht, von der auch die östlichen Menschen sprechen. Wer die Zauberformel kennt: »Sesam öffne dich«, vor dem weicht die Wand zurück, und dahinter findet er ungeahnte Schätze in Hülle und Fülle. Wenn er weiter und weiter vordringt, erwarten ihn immer neue Überraschungen. Er stößt auf wunderbare Werkzeuge, und wenn er sie reibt, stehen ihm Geister zur Verfügung, die alle seine Wünsche erfüllen. Er kann Herr über unermessliche Reichtümer werden und Königreiche gewinnen, doch all dies schrumpft zusammen vor den Geheimnissen der allerinnersten Schatzkammer: Ein Apfel, ein sprechender Vogel, ein Krug, in dem das Wasser nie ausgeht. Der Apfel der Macht, der allwissende Vogel und das Wasser des ewigen Lebens. Wer von dem Apfel isst, wird allmächtig; wer den Vogel in Besitz nimmt, wird allwissend; und wer vom Wasser des Lebens trinkt, der erringt Unsterblichkeit. Das ist aber das allerletzte Ende des Weges – das ZIEL, nach dem wir alle streben. Beginnen muss man jedoch am Anfang!

Untersuchen wir zuerst, was diese Zauberwerkzeuge sind, die, wenn wir sie reiben, uns Geister zur Verfügung stellen. Sie sind nichts anderes als wichtige Nervenzentren, die wir durch verschiedene Methoden anspornen und dadurch zwingen können, unsere Wünsche zu erfüllen. Dies heißt, dass wir die Funktionen dieser Nervenzentren unserem bewussten Willen unterordnen können. Warum ist das notwendig? Welches Resultat verspricht man sich davon? Um das zu verstehen, ist es notwendig, einen kurzen Blick auf die Geheimnisse der in uns wirkenden Energien zu werfen.

In allem, was lebt, finden wir zweierlei Kräfteoffenbarungen – den Sender und den Empfänger, den Gebenden und den Nehmenden. Das Prinzip des Gebenden wird hier im Westen positive Energie genannt, das des Nehmenden negative Energie. Im Osten, in der Ursprache der Inder, im Sanskrit, werden die positiven Ströme mit den Buchstaben »HA« bezeichnet, was so viel bedeutet wie »Sonne«. Der negative Strom wird mit dem Laut »Tha« bezeichnet, das bedeutet »Mond«. Hatha-Yoga bedeutet also die Herstellung der vollkommenen Harmonie zwischen den beiden Kräften und das Unterwerfen derselben unter das Joch – Yoga – des Menschen.

Schon im Kristall finden wir positive und negative Pole, deren Vorhandensein auf jeder Stufe der Lebensäußerung festgestellt werden kann. Die Polarität und der daraus entstehende Rhythmus beleben das ganze Universum. Die gigantischen Himmelskörper, mit den sie umkreisenden Planeten und Monden, die Sonnenflecken, der pulsierende Herzschlag der Lebewesen, der Wechsel unseres Atems, alles dies entfaltet sich in der Polarität und im Rhythmus. Die positiven und die negativen Ströme lösen sich rhythmisch ab, positive und negative Zustände in vollkommenem Gleichgewicht erzeugend.

Auch unsere Erde hat zwei Pole, und wir Menschen, die wir Erde sind und zu Erde werden, tragen in uns die Polarität, die positiven und negativen Pole. Der Sitz des positiven Pols befindet sich im Gehirn, im Hinterkopf, dort, wo der Haarwuchs in spiraliger Wirbelform ansetzt. Der Sitz des negativen Pols befindet sich im Steißbein, im letzten Wirbelknochen. Beide Pole sind durch einen Strom von sehr hoher Spannung verbunden. Dieser Strom ist das Leben selbst. Der Träger des Lebens ist das Rückgrat.

Solange zwischen den beiden Polen die Spannung und die Verbindung besteht, solange die Leistungen des Körpers geeignet sind, diese Ströme zu tragen, so lange haben wir das Empfinden, dass unser Körper lebt.

Gesundheit ist nichts anderes als das vollkommene Gleichgewicht zwischen den beiden Strömen.

Wenn einer der beiden Pole zum Nachteil des anderen das Übergewicht gewinnt und sich das Gleichgewicht verschiebt, so bedeutet dies Krankheit.

Steigert sich nun die Verschiebung des Gleichgewichtes in dem Grade, dass die Verbindung zwischen den beiden Polen zerreißt, dann hört der Strom auf zu fließen, und das ist des Körpers Tod.

Der Mensch trägt also die positiven – gebenden, belebenden – aber gleichzeitig auch die negativen – empfangenden, widerstehenden – Eigenschaften in sich. Er muss in seinem aus Gegensätzen zusammengesetzten Wesen das vollkommene Gleichgewicht nach dem Gesetze Gottes herstellen und die Gegensätze untereinander ergänzen und ausgleichen, denn nur dann ist er vollkommen intakt und gesund.

Auf dieselbe Art ergänzen einander im Sonnenschein die Komplementärfarben Rot und Grün, Violett und Gelb, Blau und Orange in absolutem Gleichgewicht. Obschon einander ganz und gar entgegengesetzt, gehören diese Farben zusammen, und ihre Einheit ergibt Vollkommenheit.

Die Grundnatur des Körpers ist Gesundheit. Die Lebenskraft im Menschen wirkt aber nicht nur im bewussten Lebenswillen, sondern, wie auch bei den Tieren, unabhängig vom Bewusstsein als Lebensinstinkt im Unbewussten.

Der Grad des Selbstbewusstseins der Menschen ist verschieden. Beim Menschen auf niedriger Entwicklungsstufe kippt infolge der Unwissenheit und des mangelnden Selbstbewusstseins das innere Gleichgewicht sehr leicht um. Er kennt die in ihm wirkenden belebenden Kräfte nicht und sündigt stets gegen sie. Die

Unausgeglichenheit zeigt sich vor allem in seiner Denkungsart und in seinem Seelenleben. Die sichere Folge ist, dass in den ausgestrahlten Lebensenergien die Ordnung sich verschiebt. In den positiven und negativen Lebensströmen treten Störungen auf, und es entsteht Krankheit.

Die Hauptbedingung für unsere Gesundheit ist also, dass wir unser Selbstbewusstsein nach und nach ausdehnen und in jeden Teil unseres Körpers hineinleiten, denn wir können die Gleichmäßigkeit der Ausstrahlung der Lebensströme nur bewusst bewahren. So wird die Verschiebung des Gleichgewichts der Lebensströme und damit das Auftreten von Krankheiten verhindert. In diesem Zustand der bewussten Beherrschung des Gleichgewichtes sind wir gegen jede Krankheit immun! Trat jedoch eine Krankheit schon früher auf, so können wir die Ordnung durch bewusstes Leiten der Lebensströme in kürzester Zeit wiederherstellen.

Hier helfen uns die Nervenzentren, deren Bestimmung wir durch Yoga kennenlernen.

Das Nervensystem ist der Träger der Lebensströme. Es gibt Nervenzentren, welche die durch sie geleiteten Ströme in sich aufspeichern wie ein Akkumulator. Wenn in unserem Körper infolge eines seelischen Defektes eventuell eine Überproduktion der negativen Ströme entsteht, dann spornen wir bewusst die mit positiven Kräften aufgeladenen Nervenzentren an, oder wir beruhigen die Negativen. Der Erfolg ist in beiden Fällen die Wiederherstellung des Gleichgewichtes, und die Folge ist eine an ein Wunder grenzende Heilung! Diese unverständlichen, als Wunder betrachteten Heilungen sind aber nur für jene unfassbar, die das Geheimnis des Gleichgewichtes der beiden Lebensströme nicht kennen. Für den, der es kennt, ist es kein Wunder mehr, sondern ein einfaches Naturgesetz, mit dessen Kenntnis die gewünschte Reaktion mit mathematischer Genauigkeit hervorgerufen werden kann. Das Vorgehen ist verschiedenartig. Entweder leitet ein erleuchteter Mensch durch Handauflegen seine eigenen Lebensenergien in die Nervenzentren eines anderen, bei dem ein Kraftmangel herrscht, hinein; oder er nimmt die Macht des Wortes zu Hilfe und setzt im Kranken durch wörtlichen Befehl die Vermehrung und den Fluss der Kräfte in Gang. Dies nennt man hier im Westen Verbalsuggestion oder Hypnose.

Wenn aber der Kranke selbst den mangelnden Lebensstrom kräftiger produziert, er sich also selbst heilt, so nennen wir diesen Weg Hatha-Yoga.

Da eine Krankheit stets deshalb auftritt, weil einer von den zwei Lebensströmen zum Nachteil des anderen das Übergewicht gewinnt, teilen wir die Krankheiten in zwei Hauptgruppen ein: In positive und negative Krankheiten.

Jedermann hat schon an sich selbst erfahren, dass die Funktionen seiner Organe mit den Gemütsschwankungen in engem Zusammenhang stehen. Auch der gesündeste Mensch wird beim eventuellen Vernehmen einer Hiobs-Botschaft körperliche Veränderungen erleiden, obwohl niemand seinen Körper auch nur mit einem Finger berührt. Er verliert vielleicht den Appetit, bekommt Kopfschmerzen, seine Gedärme entleeren sich plötzlich oder es melden sich andere unangenehme Symptome. Wenn er erschrickt, wird er blass, es entsteht eine Blutleere im Gehirn, und wenn der Schreck sehr groß ist, kann auch eine Ohnmacht eintreten. Er kann sogar bei zu großer Stromverschiebung einen Schlag erleiden und daran sterben. Der Schreck als Bewusstseinszustand entwickelt einen negativen Stromüberfluss, dadurch wird in den Lebensströmen des Körpers die Ordnung gestört. Geraten wir aber in Wut, so steigt uns das Blut zu Kopf, und wir bekommen starkes Herzklopfen, also das

Gegenteil vom Vorhergesagten: Ein krankhaft positiver Zustand tritt in Erscheinung.

Einzelne kurze und leichte Störungen verursachen auch unangenehme Symptome, die aber durch die Selbstverteidigung der Natur rasch in Ordnung gebracht werden können. Wiederholt sich jedoch eine schlimme Wirkung häufig oder wird sie eventuell gar zu einem andauernden Zustand, dann tritt früher oder später eine ständige Störung in der Ordnung der Lebensströme auf, und die Folge ist eine ernsthafte Erkrankung.

Steigern wir die Lebenskraft im Körper zu stark, entweder durch übertriebene Sexualität oder durch zu anstrengende geistige Arbeit, so entsteht eine Mehrverbrennung. Der Körper wird erschöpft und gelangt in einen negativen Zustand. Der Widerstand reicht nicht aus. Krankheiten dieser Art sind zum Beispiel Tuberkulose, alle chronischen Entzündungen, allergische Krankheiten, Magen- und Darmgeschwüre und verwandte Erscheinungen, wie Neurasthenie und Depression, Müdigkeit und ähnliche Schwächezustände.

Wenn – im Gegensatz dazu – die Lebensenergie unzulänglich, also herabgesetzt wird, oder wenn sie sich aus irgendeinem Grund zurückzieht, so dass die Zellen des Körpers in Ermangelung einer zusammenfassenden Kraft ein selbstständiges Leben beginnen, dann setzt Überwucherung ein, Geschwülste und Krebsleiden beginnen. Das Endresultat ist gleichfalls ein negativer Zustand des Körpers, doch sehen wir, dass die Ursache in diesem Fall genau entgegengesetzt ist, als bei der Anlage für Tuberkulose oder für Allergien. Das erklärt, weshalb Menschen vom allergischen Typ in den seltensten Fällen von Krebs befallen werden.

Positive Krankheiten sind im Allgemeinen die mit hohem Fieber verbundenen akuten Leiden, also Entzündungen jeder Art, wie zum Beispiel Lungenentzündung, Mandel-, Nieren- und Nervenentzündungen und alle Arten von Infektionskrankheiten, die ebenfalls mit hohem Fieber auftreten, wie zum Beispiel Scharlach, Typhus, Pocken und so weiter.

Dann gibt es gemischte Krankheiten, bei denen, infolge des Zerfalls der Kräfte, die positiven und negativen Zustände einander ablösen. So zum Beispiel bei der Malaria oder bei Eiterbildung im Körper, wobei dann vierzig Grad Fieber und Untertemperatur abwechselnd auftreten.

Der Organismus strebt ständig nach Ausgleich. Gerät zum Beispiel unser Körper durch starke Abkühlung in einen negativen Zustand und wird gegen den Angriff der Bakterien schutzlos, so entwickelt der Organismus sogleich zum Selbstschutz in großem Maße positive Ströme, und es entsteht der positive Zustand – hohes Fieber. Das plötzliche Überwiegen der positiven Ströme verursacht Entzündung und Blutfülle. Diese vernichten die während des negativen Zustandes angesammelten Bazillenmengen, und das Gleichgewicht wird nach und nach wiederhergestellt. Es kommt vor, dass bei schweren Entzündungskrankheiten, nachdem die Bakterien vernichtet sind und die Überproduktion positiver Ströme nicht mehr nötig ist, ein plötzlicher Umschwung in den negativen Zustand erfolgt, dann tritt Untertemperatur auf, und der Kranke – obwohl er die eigentliche Krankheit überwunden hat – gelangt durch den übergangslosen Stromwechsel eventuell in einen kritischen Zustand. In solchen Fällen rufen wir eine positive Reaktion durch Verabreichung von Reizmitteln hervor, wie z. B. schwarzem Kaffee oder Ähnlichem.

Nach positiven Krankheiten stellt sich im Allgemeinen ein milder negativer Zustand ein – die Rekonvaleszenz. Das Pendel wird nach einem starken Ausschlag nach rechts nun stark nach links geschleudert, und nur nach und nach kehrt es in die normalen, seiner Länge entsprechenden Schwingungen, in seinen eigenen Rhythmus, zurück.

Wenn wir aber die ersten unregelmäßigen Schwingungen des Pendels bewusst verhindern, dann tritt die Krankheit gar nicht auf.

Hier ein Beispiel: Unseren Körper trifft eine Abkühlung. Wenn unbewusst die blinden Gesetze der Natur wirken, entsteht der negative Zustand: Die Bazillen vermehren sich, die Natur setzt sich zur Wehr, entwickelt positive Kräfte, Fieber tritt auf, und die Krankheit nimmt ihren Verlauf. Wenn man aber zur Zeit der starken Abkühlung sofort bewusst mehr positive Energien entwickelt, wird das Gleichgewicht augenblicklich wiederhergestellt, die Bazillen können sich nicht vermehren, und Fieber ist nicht notwendig. Wir haben die Krankheit verhindert. Das ist Yoga!

Wenn etwas in mir eine große Aufregung verursacht und die positiven Energien anschwellen, übe ich sofort bewusst eine anspornende Wirkung auf die beruhigenden Nervenzentren aus und verhindere somit das Umkippen des Gleichgewichtes meines Nervensystems. Ich bekomme im Kopf keinen Blutandrang, beginne auch nicht zu zittern, meine Gallen und Adrenalin-Produktion bleibt normal, und so erledige ich das Problem durch bewusst bewahrte Ruhe. Das Endresultat ist: Ich bewahre meine Gesundheit und zerstöre das gute Verhältnis mit meinen Mitmenschen nicht.

Wir haben gesehen, welch unheilvollen Folgen eine kleine seelische Störung haben kann. Welch schwere Folgen aber können bei lang anhaltenden disharmonischen, aus dem Gleichgewicht geratenen seelischen Zuständen auftreten! Zorn, Furcht, Kleingläubigkeit, Trauer, Sorge, Angst, Eifersucht, Pessimismus und ähnliche Gemütszustände untergraben die Gesundheit, zerstören das Nervensystem, verhindern die Widerstandskraft des ganzen Organismus und rufen Krankheiten hervor. Das Sekretionsdrüsensystem reagiert zuerst auf die geringste seelische Erregung. Diese Drüsen sind der Sitz gewisser Seelenzentren und somit die Verbindungsglieder zwischen Leib und Seele. Wenn man weiß, welche Rolle diese Zentren und Drüsen bei der Verteilung und Speicherung der positiven und negativen Lebensströme spielen, so kennt man auch die Reaktionen, die von diesem oder jenem Seelenzustand ausgelöst werden. Folglich kann man über seine Gesundheit Herr werden, wenn man in seiner Seele die Ordnung bewusst aufrechterhält.

Die Erfahrung lehrt, dass im Allgemeinen lang anhaltender Kummer und ständige Sorgen einer Steinbildung vorangehen, wie z. B. bei Gallen-, Nieren- und Blasensteinen. Ein ständiges Furcht- und Angstgefühl verursacht chronischen Darmkatarrh. Wir wissen alle aus eigener Erfahrung, was für Darmstörungen schon ein vorübergehender Schreck auslösen kann. Andauernde Aufregungen sind Brutstätten der verschiedensten Darmstörungen, und wenn der Seelenzustand weiter gestört wird, treten Herzbeschwerden, eventuell Aderkrämpfe und ähnliche Entartungen auf. Enttäuschungen, zerstörte Hoffnungen oder eine ungestillte Sehnsucht bewirken eine Überproduktion der Magensäure und machen den Menschen für Magengeschwüre empfänglich. Langanhaltende Todesangst behindert nachhaltig die Funktion der sexuellen Drüsen. Übersteigerte Sinnlichkeit macht anfällig für Tuberkulose, deshalb ist die Neigung dazu am größten zur Zeit der Pubertät. In unseren Hatha-Yoga-Schulen haben wir die Erfahrung gemacht, dass sich sogar in schweren, hoffnungslos scheinenden Fällen volle Heilung einstellte, vorausgesetzt der Kranke disziplinierte seine Gedanken, lebte also ohne Verdrängung längere Zeit vollkommen enthaltsam und steigerte parallel damit auch die Widerstandskraft des Körpers mit Hatha-Yoga-Übungen. Im Westen meint man, dass die Folge einer tuberkulösen Erkrankung überhitzte Sinnlichkeit ist. Das Gegenteil ist jedoch der Fall: Die auf Sinnlichkeit stark eingestellten Menschen sind meistens empfänglicher für Tuberkulose.

Würde man im Westen eine Statistik führen, welcher seelische Zustand einer gewissen Krankheit vorangeht, dann würde man die Wahrheit erkennen, die von den Hatha-Yogis seit mehr als 10 000 Jahren verkündet wird, wonach nämlich jede Krankheit auf seelische Ursachen zurückzuführen ist, selbst die Infektionskrankheiten! Der ausgeglichene, fröhliche Mensch hat eine Widerstandskraft, die jeder Infektion standhält. Er ist den Krankheiten gegenüber immun, denn das vollkommene Gleichgewicht der positiven und negativen Lebensströme macht jeden Angriff zunichte.

Die Hatha-Yogis besiegen die Bakterien nicht mit chemischen Mitteln, denn sie wissen, dass die Bakterien vergebens getötet werden, wenn infolge eines Seelendefektes die verminderte Widerstandskraft zurückbleibt. Sie werden sich wieder vermehren, oder es kommt ein anderer Krankheitserreger, der den Organismus von einer anderen Seite angreift. So nimmt die Krankheit nie ein Ende. Die Yogis beugen der Krankheit vor, indem sie das Gleichgewicht der Lebensströme aufrechterhalten. Wenn aber das Gleichgewicht schon gestört und die Krankheit bereits ausgebrochen ist, dann stellen sie das Gleichgewicht zwischen den Lebensströmen wieder her, und der Organismus besiegt ohne chemische Mittel den eingedrungenen Feind aus eigener Kraft. Diese Genesung ist aber dann von Dauer!

Meine lieben Leser mögen mich jetzt fragen: »Und wenn ich in eine harte Brotrinde beiße und mein Zahn abbricht, hat auch das einen seelischen Grund?« – Meine Antwort lautet: »Ja!« Die Seele schaltet sich mittels des Nervensystems in den Körper ein. Das Nervensystem wirkt weiter unmittelbar auf das Sekretionsdrüsensystem. Die Hormonerzeugung des Sekretionsdrüsensystems hängt also unmittelbar vom Seelenzustand des Menschen ab. Wir wissen genau, dass der Kalk und Leimgehalt unserer Knochen – und demzufolge auch die Härte und Elastizität unserer Zähne – von Menge und Qualität der in unserem Blut kreisenden Hormone abhängt. Ist also der Zahn mürbe und brüchig, so hat dies ebenfalls seelische Gründe.

»Und die Unfälle? Fällt jemand die Treppe hinunter und bricht sich die Knochen, hat das auch seelische Ursachen?« »Ja!« Diese wurzeln jedoch tief in den unter dem Bewusstsein liegenden seelischen Schichten.

Jeder Unfall ist eine Selbstbestrafung, denn jeder Entschluss, jede Handlung, jede Bewegung stammt von uns. Der Umstand, dass jemand, der diese Treppe schon hundertmal passierte und nie, nur gerade dieses eine Mal infolge einer ungeschickten Bewegung, hinunterfiel, hat seine inneren Ursachen. Eine in der Seele schlummernde zweckwidrige Energie löst mittels des Nervensystems eine unrichtige Reflexbewegung aus, und schon ist der Unfall passiert! Selbstbestrafung! Wer sich dessen bewusst ist, wird im Augenblick, da er sich den Ellbogen anstößt oder sich in die Zunge beißt – oder wenn ihm andere größere oder kleinere Unfälle zustoßen – sofort die Frage stellen: »Warum bin ich böse mit mir selbst?« – und schon hört er aus den Tiefen seines Wesens die unfehlbare Antwort …

Hatha-Yoga verkündet, dass wir unseren verdorbenen Körper selbst wieder heilen können und müssen, da wir unsere Krankheiten auch selbst verursacht haben. Der Lehrer hilft nur, die Ursachen herauszufinden, gesund machen müssen wir uns selbst! Denn:

Gesundsein ist Pflicht!

Die Gesundheit beginnt damit, dass wir richtig zu atmen lernen. Um alles über die Wichtigkeit der Atmung zu sagen, müsste man ein besonderes Buch schreiben. Deshalb weise ich vom Standpunkt der Selbstheilung nur darauf hin, dass der allerwichtigste Hüter und Faktor bei der Erhaltung des Gleichgewichtes der positiven und negativen Lebensströme eben die Atmung ist. Das Atmen ist doch nichts anderes als die ständige Ablösung der beiden Lebensströme. Die Einatmung gibt dem Körper eine positive Ladung, die Ausatmung eine negative. Wenn ich meinen Atem bewusst regele, kann ich die Produktion und Verteilung der beiden Energien nach meinem eigenen Willen steuern. Der Schlüssel der Selbstdisziplin ist also die Atemregelung. Der Seelenzustand und die Atmung stehen in so enger Verbindung, dass man sie aufeinander wechselseitig wirken lassen kann. Die geringste Gemütsschwankung wirkt sich sofort auf die Beschaffenheit und den Rhythmus des Organismus aus, dagegen können wir durch Abänderung der Atmung einen entscheidenden Einfluss auf die Seele ausüben. Ich kann mit tiefen, gleichmäßigen und langsamen Atemzügen die stärkste Aufregung augenblicklich in überlegene Ruhe umwandeln. Bei langsamer Atmung kann man nicht aufgeregt sein. Dagegen verursacht rasche, schnappende Atmung sofort ohne jeden Grund Erregung und innere Unruhe. Welch großer Vorteil, wenn jemand die mächtigen Möglichkeiten, die das Atmen in sich birgt, bewusst ausschöpft! Die allbekannte Ruhe und Selbstbeherrschung der Orientalen, besonders aber die der Yogis, beruht auf bewusster Atemregelung.

Die Erkenntnis der in uns wirkenden Kräfte und das Erlangen der vollkommenen Beherrschung des Körpers ist auf jahrtausendealten Erfahrungen und Traditionen aufgebaut und in den von vielen Menschen erprobten und bewährten Yoga-Übungen begründet. Dieses sind mit Atemregelung, Gedankenkonzentration und Bewusstseinslenkung verbundene, meistens passive Körperhaltungen, die sogar hier im Westen, in der naturwidrigen Hetzjagd des Lebens, vorzügliche Erfolge haben können. Die Yoga-Übungen sind sehr einfach, leicht durchzuführen und zeitigen ausgezeichnete Resultate. Das Allerwichtigste bei den Hatha-Yoga-Übungen ist die absolute Entspannung und Lockerung. Der westliche Mensch kennt das Ausruhen nicht mehr. Er kann sich nicht vollständig, bis zu seinem kleinsten Muskel entspannen und sein ganzes Nervensystem entlasten. Er hält sich ständig in Spannung, was sehr schädlich ist, denn das richtige Ausruhen und das Aufspeichern der Kräfte ist nur dann möglich, wenn wir unseren Körper vollkommen entspannen. Die Yoga-Übungen lehren uns, dass einige Minuten in einer bewusst konzentrierten Ruhelage einem mehrstündigen Schlaf entsprechen. Wir überlassen das Gewicht des Körpers der Erde, wir ziehen unser Bewusstsein in die Urquelle – in das »Ich« – zurück und erleben in uns vollkommenen Frieden. Unsere Nervenzentren werden in diesem absoluten Frieden mit frischer Lebensenergie gefüllt, und unsere Widerstandskraft wird erneuert.

Die Gesundheit ist des Menschen höchstes Gut. Heutzutage bedarf er ihrer ganz besonders, da eine neue Welt im Entstehen ist und wir uns an der Schwelle dieser Umwandlung befinden. Diese neue Welt wird so sein, wie wir Menschen sie gestalten. Nur gesunde Menschen können eine gesunde Welt erschaffen. Dazu ist die erste und wichtigste Hauptbedingung, gesund sein zu wollen! Wir haben heutzutage keine Zeit, kränklich zu sein und von anderen Hilfe zu erwarten. Wir wollen weder eine Belastung für uns, noch für andere sein, sondern wir müssen alle unsere Kräfte zusammenraffen und mit konzentrierter Gesundheit an dem großen Werk mitarbeiten. Mit Gottes Hilfe wollen wir eine bessere, glücklichere, auf Nächstenliebe aufgebaute, gesunde Welt ERschaffen!

Wir haben gelernt, wie der Mensch aus eigener Kraft Krankheiten besiegen und wie er sich einen neuen, gesunden, brauchbaren Körper aufbauen kann. Mit wahrer Liebe zeigen wir den Weg dazu, damit jeder Mensch ein gesundes, brauchbares Glied wird in der neuen – die ganze Welt umfassenden – menschlichen Einheit!

Wie man ein Yogi wird

Tief in der Seele eines jeden Menschen lebt unauslöschlich der Durst nach absoluter Freiheit!

Seit er hier auf Erden zum ersten Mal seine Augen öffnete, ist er unzufrieden, weil er sich in seinen Lebensverhältnissen als Gefangener fühlt. Er ist unglücklich, weil er nicht tun kann, was er will. Er ist unzufrieden mit seinen Fähigkeiten, da er sich durch diese aus der Gefangenschaft nicht befreien kann. Er sehnt sich nach der schrankenlosen, unbegrenzten Unendlichkeit. Er möchte fliegen, sich im Raum ungehindert bewegen wie der Vogel. Er möchte vollkommen frei sein.

Dieses Streben nach Freiheit ist bei dem primitivsten Menschen ebenso ausgeprägt wie bei dem kultiviertesten, ob er sich dessen bewusst ist oder nicht. Vom Urmenschen an, der sich, um seine Macht zu vergrößern, eine Keule schuf, bis zu dem modernen Menschen, der alle Errungenschaften der Technik für seine Bequemlichkeit und für seine persönlichen Zwecke ausnützen will, streben alle unbewusst nach der Freiheit. Da der Mensch die Freiheit aber nicht dort sucht, wo sie zu finden ist, sinkt er immer tiefer in die Versklavung. Auch das Ringen um Geld und Wohlstand hat seinen verborgenen Grund darin, dass alle glauben, Macht und Geld bringe ihnen die ersehnte Freiheit. Das Resultat ist genau das Gegenteil. Ihr ganzes Leben vergeuden sie im Ringen nach Geld und Macht, und die ganze Kraft ihres Verstandes gebrauchen sie nur dazu, um sich auszudenken, wie sie ihre Mitmenschen ausbeuten und wie sie sie, wenn sie ihnen im Wege stehen, zur Seite schieben können. Wenn es ihnen dann gelingt, ein Vermögen zu erwerben, werden sie die Sklaven ihres Reichtums und ihrer Position. Sie werfen alle inneren Werte des Lebens fort und richten ihr eigenes sowie das Leben ihrer Angehörigen zugrunde.

Wenn wir uns im alltäglichen Leben umschauen, so sehen wir, wie die Menschen an ihren eigenen, selbst geschmiedeten Ketten leiden, sogar dann, wenn sie von der Sehnsucht nach Freiheit erfüllt sind. Auch diese Sehnsucht umwindet ihre Glieder mit neuen Ketten, schlägt sie in neue Fesseln.

Gibt es überhaupt eine Möglichkeit für den Menschen, frei zu werden?

Ja, gewiss! Wir müssen uns aber von unserer Person befreien, weil die ihr innewohnenden Begierden und Wünsche uns versklaven. Nur wenn wir uns von diesen befreien, erlangen wir die vollkommene Freiheit!

Die einzige wahre Freiheit ist die
vollkommene Wunschlosigkeit!

Die Wunschlosigkeit befreit uns von dem täuschenden Zauber der materiellen Welt. Die Wunschlosigkeit öffnet unsere Augen, weil sich durch sie unsere Standpunkte von Grund auf ändern. Wir können objektiv sein und alles nach dem eigenen inneren Wert beurteilen. Die Wunschlosigkeit befreit uns von den Leiden, da alle Leiden von unerfüllten Wünschen verursacht werden. Die Wunschlosigkeit erlöst uns vom Tode, denn wenn die Wünsche uns nicht mehr in die materielle Welt hinunterziehen, hört der ewige

Kreislauf von Geborenwerden und Sterben für uns auf. Wir werden die über Zeit und Raum stehende ewige Freiheit genießen können. Schon in unserem irdischen Körper können wir dies erleben, denn wenn auch der Körper der materiellen Welt angehört, kann sich unser Bewusstsein bis zur Ebene der geistigen Allmacht und dem Allwissen erheben und in ihr vollkommen aufgehen. Haben wir das erreicht, dann verwirklicht sich das Versprechen der Bibel: »Aufgetrocknet werden alle Zähren von der Menschen Augen, es wird kein Tod mehr sein und kein bitteres Weinen, kein Jammern und keinerlei Schmerz ...«

Der Mensch ist ein vortrefflich zusammengesetztes Werkzeug, um den Geist in der materiellen Welt zu offenbaren. Er ist berufen, wenn auch sein Körper der materiellen Welt angehört, sich mit seinem Bewusstsein in die höchsten geistigen Sphären einzuschalten und diese durch seinen Verstand in Wort, Schrift und Tat zu verwirklichen. Die Tragödie des Menschen beginnt dann, wenn er das hohe Ziel seines Daseins aus den Augen verliert und sich mit dem Körper und dessen Wünschen identifiziert. Er vergisst, dass sein Ich geistig und unsterblich ist und an dem immerwährenden, weltallbelebenden Sein teilhat. Identifiziert er sich aber mit dem Körper, dann wird er nicht Herr über die in seinem Körper wirkenden gigantischen Naturkräfte, sondern Sklave derselben, und so, sich tief in die materielle Welt verankernd, stößt er sich in die schwerste Gefangenschaft. Wie die Bibel sagt: »Wo eure Schätze sind, dort ist auch euer Herz.«

Solange unsere Wünsche uns an das Materielle binden, können wir nicht frei sein, sondern sind Gefangene der irdischen Sphäre. Das Resultat ist aber Unzufriedenheit und Unglück, weil der Mensch sich in seiner Blindheit von der Einheit trennt und dadurch isoliert wird. Durch die Lockerung seiner Einheit mit dem Universellen werden seine Kräfte geschwächt, und damit stößt er sich in die ständig wachsenden Qualen des Alleinseins und der Leere, bis er gezwungen ist, Hilfe zu suchen. Doch auch hier begehen die Menschen einen Irrtum. Von außen suchen sie Hilfe, anstatt aus ihren eigenen unerschöpflichen Kraftquellen zu schöpfen. Die inneren Kräfte sind in jedem Menschen vorhanden, sind aber dem Durchschnittsmenschen unerreichbar, weil sie außerhalb seines Bewusstseins liegen. Oder es kann auch vorkommen, dass ein Alltagsmensch seine inneren schöpferischen Kräfte entdeckt, sie aber umgekehrt gebraucht, auf dämonische Weise. Anstatt sie positiv, aufbauend zu verwenden, verwandelt er die göttlichen Kräfte in zerstörende und vernichtet und verheert damit all das, was geistig hochstehende Menschen vor ihm für die Menschheit geschaffen haben.

Die Geschichte der Erde beweist, dass nach der Erdengeburt eines gigantischen Geistes immer eine gewaltige geistige Entwicklung einsetzt. Wir können den Aufschwung von großen Kulturen und den dazugehörigen Religionen beobachten, die eine Periode von hohem Glanz erreichten. Aber nach einer solchen glanzvollen Periode folgt immer eine im Materialismus verankerte Epoche, deren Unglaube dann Auflösung, Niedergang und Zerstörung verursacht.

Es gibt jedoch ein Gebiet auf der Erde, wo die geografischen Verhältnisse ein geschichtliches Geschehen unmöglich machen – das ist der Himalaya. Dieses Gebirge in seiner unerhörten Masse, in seiner Unnahbarkeit, mit seinen klimatischen Verhältnissen, mit dem Einwirken noch anderer Komponenten, verhindert, dass sich zwischen seinen Berggipfeln Geschichte abspielen kann. Aber um so geeigneter ist es, die in seinen Tälern, Bergen und Höhlen wohnenden Eremiten vor der Welt zu verbergen, sie vor der Zudringlichkeit der Menge zu schützen. Diejenigen, die sich in dieses Gebiet während Jahrtausenden zurückgezogen haben und heute noch zurückziehen, waren und sind Menschen, die nicht für Äußerlichkeiten, sondern nur für das Wesentliche leben. Diese Eremiten konzentrierten sich ganz und gar auf die Geheimnisse des Menschen und des Lebens, und sie gaben den Kampf so lange nicht auf, bis sie den Sinn des Seins entdeckt hatten. Die Wahrheit gab ihrem unaufhörlichen Drängen nach, ihr Geist wurde erleuchtet, sie verstanden das Leben, sie gewahrten die letzten Ursachen, und vor ihnen öffnete sich der Weg, der aus den Leiden in die Freiheit, in das Glück, in die Seligkeit führt. Sie wussten, dass dies für jeden erreichbar ist, und sich der Leidenden erbarmend, begannen sie diese zu belehren, ihnen den Weg zur Erlösung zu weisen – zur vollkommenen Befreiung!

Zum Berggipfel führen verschiedene Wege. Es gibt Wanderer, die den bequemen Serpentinenweg gehen, weil ihr Körper der starken Steigung nicht gewachsen ist. Dann gibt es solche, die den Weg schon verkürzen und auf einem steileren Pfad vorwärtskommen. Schließlich gibt es noch jene, die den kürzesten Weg wählen und die himmelhoch aufragenden Felswände emporklettern, um am schnellsten zum Ziel zu gelangen.

Genauso kann der Mensch seiner seelischen und körperlichen Beschaffenheit gemäß verschiedene Wege einschlagen, um das hohe innere Ziel zu erreichen. Die großen Lehrer haben viele verschiedene Systeme ausgearbeitet, damit die Erfüllung für jeden Menschen erreichbar ist. Diese Systeme verkürzen den Weg, und wer sie befolgt, gelangt schneller zum Ziel.

Der Sammelname dieser Systeme ist: Yoga.

Und einen großen Lehrer und Meister, der auf diesem Weg zum Ziel gelangt ist, nennen wir: Yogi.

In Indien ist es alltäglich, dass ein Mensch sich plötzlich aufmacht, sein Heim verlässt, sich in das gelbe Gewand der Pilger hüllt und fortzieht, um seinen Meister zu suchen. Solche Menschen erreichen die Stufe, auf welcher man nur noch den Sinn des Lebens zu erfassen sucht – sie wollen einzig für das Wesentliche leben, nicht aber für das Alltägliche, mit seinen vielen Geschehnissen und Erlebnissen, die den wahren Sinn des Lebens nur in sich verbergen. Sie wollen den Sinn des Lebens – das Wesentliche – verwirklichen. Sie betrachten dieses Erdenleben nur als Gelegenheit, um die Augen aufzutun und das Wesentliche zu erblicken. Es ist wie eine Geschichte, die mit ihren vielen Kümmernissen und Freuden nur darum geschrieben wurde, um aus ihr gewisse Lehren ziehen zu können. Doch wozu braucht derjenige, dessen Augen schon offen sind, die Geschichte? Er will nur die nackte, konzentrierte Lehre! Es wäre schade, die Zeit für Unwesentliches zu vergeuden!

Der berühmte Indienreisende Dr. Erwin Baktay war Augenzeuge eines Falles, als auf einer Jagd mit dem Maharadscha von Patiala ein vornehmer Inder durch den Blick des angeschossenen sterbenden Tieres in solchem Maße erschüttert wurde, dass er sein Gewehr plötzlich hinlegte und wegging, um von nun an sein Leben ganz dem Yoga zu widmen. In Indien versucht niemand, einen solchen Menschen zurückzuhalten, weil alle wissen, dass eine innere Erleuchtung ihn auf diesen Weg geführt hat. Die verlassene Familie jammert auch nicht über die Trennung von dem geliebten Familienmitglied, sondern segnet seine Schritte.

Es kommt auch oft vor, dass jemand den Wanderstab ergreift, weil er auf telepathischem Wege eine Botschaft von einem großen Meister, von einem Yogi, erhalten hat. Er könne kommen, seine Zeit sei da, um zu lernen und zu finden, wonach sich seine Seele sehne. Diese telepathische Botschaft ist keine Einbildung, sondern eine auf Naturgesetzen gegründete Tatsache, ähnlich der drahtlosen Telegrafie oder dem Radio. Auch die Wellenlängen der Gedanken haben ihre Sende- und Empfangsstationen auf der ganzen Welt, und wenn wir in unserer inneren Sammlung die Wellenlänge des ausgestrahlten Gedankens eines großen Meisters erreichen, kommen wir mit ihm automatisch in Verbindung. Hochstehende Menschen, Yogis, Rishis und Maharishis senden und strahlen Gedanken aus, die durch die Kraft des Geistes außerordentlich durchdringend sind und weithin wirken. Von ihrem Aufenthaltsort im Gebirge strahlen sie ihre Botschaft aus an jene, die reif für das Wesentliche im Leben geworden sind. Derjenige, der die Stimme hört, folgt ihr mit festem Entschluss, zu jeder Entbehrung bereit! Den sicheren Grund des gewohnten Lebens verlassend, geht der Wanderer mutig in die Leere, in das Nichts, das vor ihm steht, um die Macht der Zeit und des Raumes zu besiegen. Sein Ziel ist es, sich über die Welt des Körperlichen zu erheben und die Schätze der geistigen Welt zu erobern. Er wandert von Dorf zu Dorf, Rast haltend auf den Tempeln, zwischen ihm ähnlichen Wanderern. Der hochintelligente Pilger studiert in seiner Abgeschiedenheit die heiligen Bücher Indiens, die Veden, die Upanishaden und die uralten Sutras, und wenn es noch so sonderbar klingt, auch die Bibel und den Koran! Tief in den Wäldern begegnet er Eremiten und lernt von diesen Weisen die Mysterien der Stille und der Einsamkeit. Immer tiefer dringt er in die unberührte Natur ein; und weit oben, im Hochgebirge, wohin Menschen nur selten gelangen, wandert der Pilger umher, um seinen Meister zu finden. Unter Entbehrungen und Versuchungen, von Beeren und Wurzeln genährt, in der Nähe wilder Tiere, durch undurchdringliches Gestrüpp im Urwald, folgt er der unsichtbaren Stimme, die ihn unwiderstehlich zu sich ruft. Endlich, schon beinahe die Hoffnung verlierend, findet er die im tiefsten Wald verborgene Yoga-Siedlung. Er eilt glücklich seinem Meister entgegen, der ihn als neues Familienmitglied mit Liebe aufnimmt. Dann beginnt seine Einweihung.

Diese Art von Siedlung, in der ein großer Meister von vielen Schülern umgeben ist, nennt man Ashram. Das Leben ist hier möglichst einfach. Die Eremiten kennen die Schatzkammer des Waldes. Pflanzen, Wurzeln, Pilze und wilden Honig gibt es im Urwald genug. Es klingt wohl sonderbar, aber es ist eine Tatsache, dass die Eremiten in der höchsten körperlichen und geistigen Kultur leben. Ein tägliches Bad und systematische seelische Übungen sorgen für die körperliche und seelische Reinheit. Es wäre für diese Menschen eine tiefe Herabsetzung, in das sogenannte »zivilisierte« Stadtleben zurückkehren zu müssen.

Die ganze Umgebung der Siedlung ist geweiht, feierlich und andachterweckend. Die Ausstrahlung der zusammenlebenden hochgeistigen Menschen hält die Eindringlinge, besonders aber solche, die die Tiere des Dschungels töten würden, in einer Entfernung von mehreren Kilometern zurück. Diese mit hoch entwickelten Sinnen begabten Menschen fühlen schon auf große Entfernung das Nahen eines anderen Menschen. Diese Feinfühligkeit entwickeln sie auch durch regelmäßiges Üben. Bei Tieren ist diese Sensibilität allgemein. Zum Beispiel spürt der Affe aus unglaublicher Entfernung das Nahen einer Schlange oder eines Tigers, oder ein durstiges Tier spürt auf viele Kilometer das Wasser und stürzt dorthin über Stock und Stein, um seinen Durst zu löschen. Yogis fühlen auch von Weitem, wenn jemand sich naht, ob sein Besuch erwünscht ist oder nicht. Im letzteren Falle strahlen sie hypnotische Kräfte aus, durch deren Wirkung der Nahende den Weg zum Ashram entweder nicht sieht oder es ihm scheint, als ob dort statt des Weges ein Felsblock oder ein Wasserfall wäre, und so fällt es ihm nicht ein, in diese Richtung zu gehen. Er ahnt ja nicht, dass der Felsblock oder der Wasserfall eine Vision in seinem Inneren und keine objektive Wirklichkeit sind. So bewahrt der Ashram seinen Frieden und seine reine Atmosphäre. Mensch und Tier leben hier in vollständigem Einklang. Sie halten die Gesetze des Dschungels streng ein. Der neue Schüler muss zuerst die Sprache der Tiere lernen. Er muss mit den Schlangen, den Tigern, Leoparden, Geparden und den anderen Tieren sprechen lernen, damit sie ihn in seiner Unwissenheit nicht anfallen und zerreißen. Auch ein europäischer Yoga-Schüler kann dies erlernen. Jede Scholle, jeder Grashalm, jeder Baum und jede Pflanze, die ganze lebende Natur erfüllt die Seele desjenigen, der jahrelang in einem Ashram gelebt hat. Er fühlt sich eins mit dem ganzen All!

Versuchen wir einmal, uns an die Stelle eines Neuangekommenen zu setzen, der kaum den Betrieb, den Verkehr und die Jagd des zivilisierten Alltagslebens verlassen hat.

Wenn er sich hinsetzt, um sich auf die innere Ruhe zu konzentrieren, bestürmen ihn Tausende und Abertausende von Eindrücken aus seinem bisherigen Leben und lassen ihm keine Ruhe. Mit der Erweiterung seines Bewusstseins wird dies nicht besser, sondern im Gegenteil: Die Unruhe steigert sich, weil die Welt, die hinter dem Bewusstsein liegt, bewusst zu werden beginnt und alle Eindrücke, von der Geburt an, auch die, die er schon längst vergessen und begraben glaubte, in ihm wieder aufleben und ihn mit solcher Wucht bestürmen, als ob er immer wieder von Neuem alles in Wirklichkeit erleben müsste. Diese Periode ist die schwerste! Er muss mit jeder Erinnerung abrechnen, jeden Eindruck verarbeiten, damit er sein bisheriges Leben nicht mehr als eine Folge persönlicher Erlebnisse empfindet, sondern jedes Geschehen, das er erlebt hat – sollte es gut oder schlecht sein –, abklärt und zur Erfahrung kristallisiert. Wenn er auf die Wendungen seines Lebens zurückblickt, darf er diese nur als Gelegenheit auffassen, aus denen er eine Lehre ziehen konnte. Er muss die Ursachen und die Kräfte erblicken, die hinter den Erlebnissen und äußeren Eindrücken gewirkt und ihn immer näher zum Ziel gebracht haben. Diese waren geeignet, sein Unterscheidungsvermögen zu entwickeln und in ihm, von Stufe zu Stufe, den Wunsch zu erwecken, sich aus der Vergänglichkeit, aus der Gefangenschaft zu befreien, um die vollkommene Befreiung im Ewigen zu erreichen.

Wenn er in dieser Periode der Verarbeitung so weit kommt, dass er jede Erinnerung nur als eine Gelegenheit betrachtet, um Erfahrungen zu sammeln, als ob all dies mit einem anderen geschehen wäre, dann binden ihn die Erinnerungen nicht mehr, weil die persönlichen Beziehungen aufgehört haben. Die Erinnerungen sind aus seinem Unbewussten befreit. Er hat sie verarbeitet und umgewandelt; sie stören und beunruhigen ihn nicht mehr. So erringt der Yogi-Schüler – der »Chela« – die innere Ruhe. Er kommt in Einklang mit der ihn umgebenden Urnatur und ihrem erhabenen heiligen Frieden.

Dann erst kann die Konzentration auf die Kraftzentren – im Sanskrit Chakras genannt – beginnen. Der Yoga-Schüler muss diese mit dem Bewusstsein und mit seinem bewussten Willen Stufe um Stufe erobern. Chakras nennen wir die Kraftzentren im seelischen Leib des Menschen, die ihren Sitz im Körper, in den verschiedenen Nervenzentren, haben. Die meisten von diesen Kraftzentren, besonders diejenigen, die geistig-magische Kräfte in Bewegung setzen können, befinden sich auf der heutigen Entwicklungsstufe der Menschheit noch in latentem, schlummerndem Zustand. So sind auch die mit ihnen verbundenen Nervenzentren außer Gebrauch. Nach den neuesten Entdeckungen der westlichen medizinischen Wissenschaft kennt man auch hier im Westen schon einige von diesen, zur Funktion bereiten, aber noch außer Dienst stehenden Nervenzentren. Wozu sie aber da sind und wie man sie in Aktivität setzen könnte, ist heute im Westen noch unbekannt. Die orientalischen Yogis kennen schon seit Jahrtausenden die Geheimnisse der Chakras und den großen Nutzen ihrer Funktionen. Sie bemühen sich mit hingebender Liebe, ihren Mitmenschen beizubringen, welche unermesslichen Möglichkeiten sie in sich bergen. Da es aber unbedingt notwendig ist, dass ein jeder durch inneres Erleben diese Chakras kennenlernt und sie seinem Willen unterordnet, kann man ihre Existenz nur denjenigen beweisen, die geneigt sind, diese Tatsachen an sich selbst zu erproben und dafür ein kleines Opfer zu bringen. Der Orientale hat sich schon lange daran gewöhnt, dass man seinen Worten hier im Westen, ohne diese an sich selbst auszuprobieren, keinen Glauben schenkt, und dass man ihn auslacht, wenn er über Fähigkeiten spricht, die zwar für jeden Menschen erreichbar, deren Naturgesetze hier im Westen aber noch unbekannt sind. In Indien ist es schon oft vorgekommen, dass große Yogis zum Nutzen der Wissenschaft ihre außergewöhnlichen Fähigkeiten vorführten. Das Resultat war meistens, dass die westlichen Wissenschaftler sich auf ihre Art das vorgeführte Wunder nicht erklären konnten, es als eine schwarze Kunst beurteilten und annahmen, dass der Yogi sie mit geschickter Gaukelei irregeführt habe. In der Mentalität des östlichen und westlichen Menschen herrscht ein grundlegender Unterschied: Der westliche Mensch glaubt nicht an Dinge, die ihm ungewohnt sind, und ohne sie zu prüfen, hält er sie für unmöglich und lacht über sie. Der Orientale behauptet nie, dass etwas unmöglich sei und zweifelt auch nicht daran, solange er es nicht selbst erprobt hat. Demütig bekennt er, dass der Mensch vieles noch nicht weiß. Folglich soll man nicht behaupten, dass etwas unmöglich sei.

Im Jahre 1893 erklärte der große Yogi Swami Vivekananda in Chicago die Wahrheiten des Yoga und behauptete, dass der Mensch auch Nervenzentren besitze, mit deren Hilfe er in die Ferne wirken und telepathische Erscheinungen erzeugen könne. Dies geschehe mit den elektrizitätsähnlichen Wellen, die der Mensch ausstrahle und andererseits auch aus dem Raum empfange. – Die Gelehrten des Westens haben ihn jedoch ausgelacht und geantwortet, dass man keines seiner Worte ernst nehmen könne, denn jeder wisse, dass elektrische Wellen ohne Kabel oder ohne Drähte nicht weitergeleitet werden können. Fünfzig Jahre später wusste ein jeder, dass Swami Vivekananda recht hatte. Er kannte diese Wahrheiten aus eigenem inneren Erleben, aber es ihm nachzumachen und an sich selbst durch langes Üben auszuprobieren, dazu waren die westlichen Gelehrten nicht bereit. Es ist viel leichter, über einen anderen höhnisch zu lachen. Genauso ergeht es auch heute noch den Yogis, die unter strengster Kontrolle gewillt sind zu beweisen, dass der Mensch die Fähigkeit besitzt, aus seinem Körper herauszutreten und nach Belieben wieder in denselben zurückzukehren. Die Orientalen sind unter solchen Phänomenen aufgewachsen und finden daran nichts Außergewöhnliches!

Es geschah in meiner Kindheit, dass ich einmal einen Bettler beobachtete, der sich Almosen dadurch erworben hatte, dass er seine Zunge bis zur Wurzel herausstreckte und dann mit einem scharfen Messer tiefe Wunden in sie hineinschnitt. Mit Abscheu sah ich, wie die Einschnitte das dicke Fleisch seiner Zunge zerteilten, so dass der innere Aufbau und die Adern der Zunge sichtbar wurden. Danach streifte er mit seiner rechten Hand einige Male über die Wunden – und siehe da, diese verschwanden so gründlich, dass nicht einmal ein Schnitt oder eine Narbe zurückblieben. Ich ging hinein zu meinem Vater, der Arzt war, und fragte ihn, wie dies möglich sei? »Mein Sohn«, antwortete mein Vater, »es ist nichts Unnatürliches dabei. Der Heilungsprozess geht auch in diesem Falle normal vor sich, aber der Büßer kennt die Methode, wie er seinen Körper in ein anderes Zeitmaß einschalten kann. Siehst du, das einzellige Lebewesen hatte Millionen von Jahren nötig, um die Entwicklung über Reptilien, Vögel, Säugetiere, bis zum Menschen zu durchlaufen. Dennoch macht der menschliche Embryo von der Befruchtung bis zur Geburt den ganzen Entwicklungsprozess in beschleunigter Zeit, in neun Monaten durch. Die Kontinuität des Entwicklungsprozesses ist unumgänglich. Es gibt keinen Sprung in der Natur, aber die Zeitdauer kann beschleunigt und abgekürzt werden. Der Geist triumphiert über Zeit und Raum, weil er von Gott stammt und ewig ist. Der Mensch besitzt die Möglichkeit, die Zeit nach Belieben zu lenken und die Dauer einer Heilung zu verkürzen oder sogar seine Lebensdauer zu verlängern. Genauso kann er die Herrschaft über den Raum gewinnen, wenn er seine telepathische Fähigkeit zur Entfaltung bringt. Er kann sich hier- und dorthin projizieren, wann und wohin er will. Die Gefangenschaft der Zeit und des Raumes kann für den Menschen schon hier auf Erden aufhören.«

Das Ziel der Yogis ist aber nicht, diejenigen Chakras in Funktion zu versetzen, mit welchen man körperliche Erscheinungen hervorbringen kann. Sie sind nur Nebenscheinungen bei der Erweckung jener Chakras, mit welchen man geistige Kräfte in Bewegung setzt. Der Yoga-Schüler bringt mit seinen Übungen diese Chakras in Funktion und ordnet sie seinem Willen unter. In dem Maße, in dem er hierin Fortschritte macht, beginnt sich sein inneres Sehen und Hören, beginnen sich andere geistige Fähigkeiten, die bisher noch in schlummerndem Zustand waren, zu entwickeln. Das Wesentliche ist die Entfaltung und Ausdehnung seines Bewusstseins und dessen

Lenkung bis in die kleinsten Teile seines Körpers hinein. Er lernt über jeden Gedanken, jedes Gefühl, jede Bewegung, sogar über die Bewegung der inneren Organe, Herr zu werden. Wenn er den Ursprung dieser Kräfte kennengelernt hat, dann kann er sie auch mit seinem Willen schon bei ihrer Wurzel fassen und lenken. Seiner Entwicklung gemäß wird er auch Herr über die Natur sein können. Im Menschen wirken dieselben Kräfte wie in der Natur, und wer diese Kräfte in seinem Inneren beherrscht, kann sie auch draußen in der Natur beherrschen. Es sind schöpferische Kräfte, und je mehr sich das Bewusstsein des Menschen dem Absoluten nähert, um so mehr wird er Herr über das schöpferische Prinzip. Dieser Entwicklungsgrad ist für jeden erreichbar, aber vielen erscheint er deswegen unerreichbar, weil sie die Schöpfungskräfte, die sich durch sie offenbaren, schrankenlos vergeuden, indem sie ihre körperlichen Wünsche nicht einmal für kurze Zeit beherrschen wollen.

Der Yogi entsagt nicht! Es ist ein Irrtum zu denken, dass nur diejenigen sich dem Yoga widmen, die allem entsagen wollen. Im Gegenteil! Der Yogi will viel mehr erreichen als die weltlichen Menschen. Er will Alles! Das Leben selbst, die Unsterblichkeit, die Unvergänglichkeit, die vollkommene Glückseligkeit will er erringen. Er ist nicht zufrieden mit einem Teil. Er will das Ganze! Weltliche Macht, sinnliche Freuden, irdisches Glück, all dies ist vergänglich – eine Fata Morgana, ein Traum, aus dem wir früher oder später aufwachen müssen! Die Seele, die nach dem Unendlichen, Unsterblichen strebt, kann nur durch das Ewige befriedigt werden, weil sie selbst unsterblich und ewig ist!

Wir sollen uns auf keinen Fall vorstellen, dass die Yogis versauerte, lebensfremde Menschen sind. Sie sind von jeder seelischen und körperlichen Krankheit genesene, also vollkommen gesunde Menschen! Sie haben keine irdischen Sorgen und Kümmernisse mehr, sie sind frei von Bitterkeit, verletzter Eitelkeit, verletztem Ehrgeiz, unbefriedigter Geldgier oder Eifersucht. Wovon sollen sie schlecht gelaunt, verbittert und sauer sein? Die Yogis haben den besten Humor, der menschliche Schwäche versteht, und ein goldiges Gemüt, das um sich her die reinste Fröhlichkeit und Heiterkeit verbreitet. Der große indische Heilige Ramakrishna sagte seinen Schülern, wenn sie aus lauter übertriebenem Eifer, um möglichst »heilig« zu sein, sich nicht trauten, ein fröhliches Gesicht zu machen: »Meine Kinder, verwechselt nicht Heiligkeit mit Griesgrämigkeit!«

Yoga ist in allen Zeiten und überall dasselbe: Ein System, aufgebaut auf Gesetzen der Natur und dadurch ebenso der Weg des Ostens wie auch der des Westens. Die Hatha-Yoga-Übungen werden aus seelischen und körperlichen Gesundheitsgründen auf der ganzen Welt überall ganz gleich geübt. Aber solche, die den höheren Grad des Yoga erreicht haben und ausgesprochene »Yogis« geworden sind, findet man nur noch selten in Indien und in Tibet. Es waren, sind und werden immer Suchende sein, die die innere Stimme hören und aus Indien und auch aus der ganzen Welt aufbrechen, dem inneren Ruf zu folgen. Hoch oben im Himalaya und in anderen, mit Urwald bedeckten Gebieten, in einer Gegend, wo der Mensch selten seinen Fuß hinsetzt, haben die Yoga-Schulen ihren geeignetsten Platz. Für diejenigen, die ihre Körperlichkeit besiegt haben, ist der Ashram ihr Heim, wo sie nach den Regeln des Yoga leben. Mit Ausdauer und Geduld üben sie hier so lange, bis endlich der große Tag anbricht, die Grenzen des menschlichen Bewusstseins herunterfallen und sie die Seligkeit des Aufgehens im Ewigen erleben. Von Sterblichen zu Unsterblichen geworden, dienen sie der Welt nunmehr im heiligen Namen der Liebe, der Weisheit und der Wahrheit.

Es braucht die Arbeit vieler Jahre, um auf diese Stufe zu gelangen, aber die Zeit ist kein Faktor in den Augen dieser hochgesinnten Menschen. Sie wissen, dass auf dem Weg des Yoga kein Schritt umsonst getan wird. Was sie in diesem Leben nicht erreichen können, erreichen sie in einem darauffolgenden, wenn sie bis dahin alles tun, um die Erfüllung zu verdienen.

Ich selber kam sehr jung, als heranwachsender Knabe, unter die Führung eines großen Meisters. Meine Kindheit verging in stetem Leiden durch eine Reihenfolge von Krankheiten, und ich hatte kaum Hoffnung, je gesund zu werden. Mein Meister Mohan Singh führte mich in den Wald und fing an, sich mit mir voller unendlicher Geduld und Liebe zu beschäftigen. Er lehrte mich, wie ich ohne jede Bewegung, ausschließlich durch die Lenkung bewusster Gedankenkraft, meinen Körper selbst aufbauen kann, ohne mein von den Krankheiten stark geschwächtes Herz mit dynamischen Turnübungen anzustrengen. Ich wäre gar nicht fähig gewesen, Körperübungen zu machen. Mein Meister belehrte mich über den inneren Sinn der Yoga-Übungen, das Bewusstmachen des Körpers, das Geheimnis der Wirbelsäule und wie man die positiven und negativen Kräfte ins Gleichgewicht bringt – er lehrte mich also die vollkommene Gesundheit. Dabei führte er mich immer tiefer in das Wesen des geistigen Lebens ein.

Ich begann meine eigenen und der Welt innerste Geheimnisse kennenzulernen, das unsterbliche, göttliche Selbst zu erfassen und lernte dessen vollkommenes Haus, das wunderbare göttliche Gebäude und zugleich sein Instrument, den menschlichen Körper, schätzen. Mein Meister lehrte mich die Wunder der Natur und leitete mich auf dem Weg, der zur Erfüllung, zur Erlösung führt. Mit nie vergehender Liebe und Dankbarkeit denke ich an ihn, denn wie ein Vater stand er neben mir in meinen schweren körperlichen und seelischen Kämpfen, die ein jeder durchkämpfen muss, wenn er zum inneren Frieden gelangen will. Mit edlem Bestreben ging er daran, mich mir selbst zurückzugeben und zeigte mir, dass nur derjenige frei werden kann, der aus seinen körperlichen Wünschen herauswächst und eins wird mit seinem göttlich-geistigen Ich. Unabhängig von allem, wie die Sonne, von niemandem Hilfe erwartend und an niemanden gebunden, ist er selbst des Lebens einzige Quelle:

Die Auferstehung
Die Unsterblichkeit
Das Leben selbst.

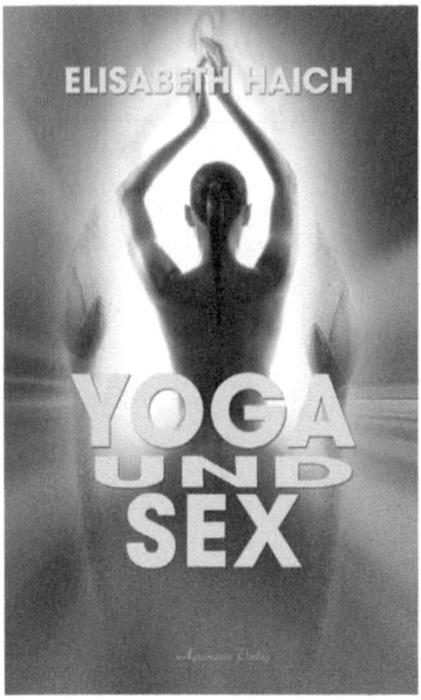

Yoga und Sex

Elisabeth Haich
Selvarajan Yesudian
(ISBN 978-3-89427-369-9)
Paperback

Die berühmte, weltweit anerkannte Yoga-Lehrerin setzt sich in diesem großen Klassiker mit der menschlichen Grundfrage auseinander, inwieweit Spiritualität und Sexualität harmonisch miteinander verbunden werden können. Sie analysiert die grundlegenden Gesetzmäßigkeiten des Yoga-Weges und kommt zu radikalen Schlussfolgerungen. Ein Ratgeberbuch, das umfassend und kompetent informiert. Ein Yoga-Lehrwerk, das inspiriert und den Leser zu einer eigenen Stellungnahme herausfordert.

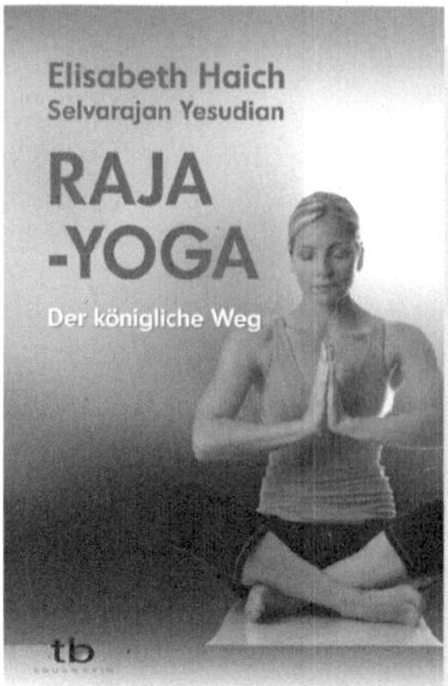

Raja-Yoga
Der königliche Weg

Elisabeth Haich
Selvarajan Yesudian
(ISBN 978-3-89427-387-3)
Taschenbuch

Der „Raja-Yoga-Pfad" gilt in Indien als der „königliche Weg". Es ist der Weg der tiefsten Einsicht und des bewussten inneren Erkennens. Im „Raja-Yoga" verzichtet der Praktizierende auf die Körperübungen des „Hatha-Yoga" und konzentriert sich ganz auf die inner-seelischen Umwandlungsprozesse. Elisabeth Haich und Selvarajan Yesudian beschreiben diesen ehrwürdigen Pfad Schritt für Schritt, bis der Einzelne in seinem Herzen das göttliche Licht aufleuchten sieht. Besonders faszinierend an diesem Klassiker der Yoga-Literatur ist der Umstand, dass Haich/Yesudian über die Grenzen der religiösen Traditionen hinausblicken und erkennen, dass die geistigen Gesetzmäßigkeiten die gleichen im Osten wie im Westen sind. So wird ihr großes Werk zu einem wertvollen Brückenbauer zwischen den mystischen Traditionen des Abend- und des Morgenlandes!

Der Aufstieg der Kundalini
Ein Kundalini-Ratgeber
für die Praxis

Dietmar Krämer

(ISBN 978-3-89427-455-9)
Taschenbuch

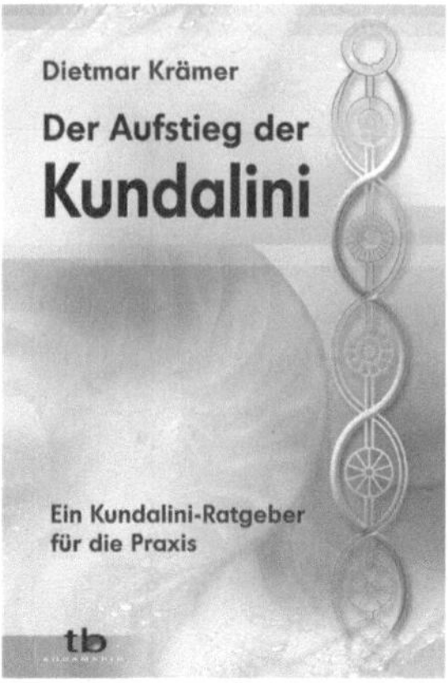

Immer mehr Menschen, die eine Yoga-Praxis ausüben oder den Weg der Meditation gehen, erfahren die gewaltige Kraft der Kundalini. Häufig erfolgt das Erwachen der „Schlangenkraft“ unerwartet und unvorbereitet. Nicht selten lösen die tiefgreifenden Wirkungen des Kundalini-Aufstieges dann Angst oder gar Panik aus. Um solchen Erfahrungen vorzubeugen, hat Dietmar Krämer seinen überaus praxisnahen und somit außerordentlich hilfreichen Ratgeber verfasst. In ihm werden alle grundlegenden Komponenten des Wirkens der Kundalini angesprochen und zudem eine Fülle an praktischen Ratschlägen erteilt, wie man mit dieser machtvollen Energie umzugehen hat. Ein unverzichtbarer geistiger Führer für jeden, der sich mit Meditation oder Yoga befasst!

Einweihung

Elisabeth Haich

(ISBN 978-3-89427-703-1)
Hardcover

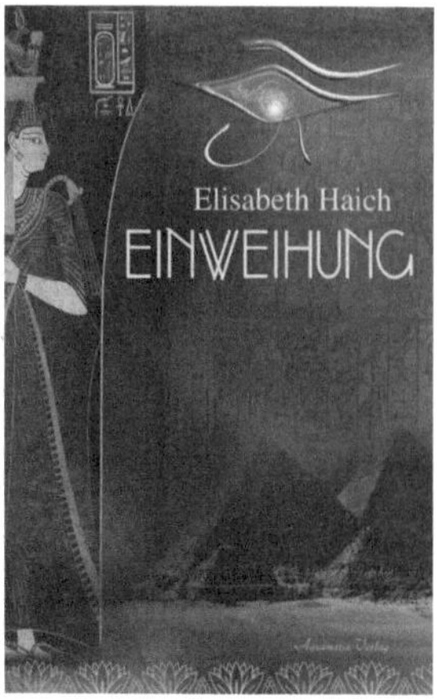

Seit uralten Zeiten wachen die ›Großen Eingeweihten‹ über das geistige Wissen der Menschheit. Nur weniges ist aus den verborgenen Tempeln und den Mysterienschulen des Altertums jemals bekannt geworden. Die großen Meister und ihre eingeweihten Schüler starben eher, als dass sie ihr Wissen verrieten. Erst in unserer Zeit, am bevorstehenden Beginn einer neuen Epoche, durfte der Schleier gelüftet werden. Erstmals wird in der ›Einweihung‹, dem unsterblichen Meisterwerk von Elisabeth Haich, enthüllt, was sich wirklich im Inneren der Großen Pyramide ereignete. Dabei zeigt sich, dass in der Einweihung die Begrenzungen von Zeit und Raum fallen – was Vergangenheit war, wird Gegenwart, und was Gegenwart ist, bleibt untrennbar von der Vergangenheit. Ein Weisheitsbuch, das auf einzigartige Weise lange verborgene Geheimnisse enthüllt und die unvergänglichen Gesetzmäßigkeiten des geistigen Weges offenbart. Ein mystisch-biographischer Roman, der die spirituellen Fragen unserer Zeit beantworten kann und eine neue Sicht des Lebens ermöglicht.